《扁鹊心书》灸法讲解

柳少逸　编著

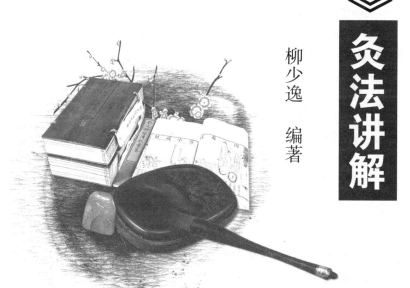

中国中医药出版社

·北京·

图书在版编目（CIP）数据

《扁鹊心书》灸法讲解/柳少逸编著．—北京：中国中医药出版社，2018.7
（2022.10 重印）

ISBN 978 - 7 - 5132 - 4973 - 7

Ⅰ.①扁…　Ⅱ.①柳…　Ⅲ.①灸法　Ⅳ.①R245.8

中国版本图书馆 CIP 数据核字（2018）第 099923 号

中国中医药出版社出版

北京经济技术开发区科创十三街31号院二区8号楼
邮政编码　100176
传真　010 - 64405721
三河市同力彩印有限公司印刷
各地新华书店经销

开本 710×1000　1/16　印张 11.25　字数 173 千字
2018 年 7 月第 1 版　2022 年 10 月第 6 次印刷
书号　ISBN 978 - 7 - 5132 - 4973 - 7

定价　49.00 元
网址　www.cptcm.com

服 务 热 线　010 - 64405510
购 书 热 线　010 - 89535836
维 权 打 假　010 - 64405753

微信服务号　zgzyycbs
微商城网址　https：//kdt.im/LIdUGr
官 方 微 博　http：//e.weibo.com/cptcm
天猫旗舰店网址　https：//zgzyycbs.tmall.com

如有印装质量问题请与本社出版部联系(010 - 64405510)

承扁鹊之术　传窦材灸法

——谈柳少逸对《扁鹊心书》灸法的研究

（代序）

清代陆清洁《医药顾问大全》云："学不明针灸脉理者，不足以言医；术不兼通内外科者，尤不足以言医。"此论所表述的是一个中医大夫的知识结构。我曾为文《论医经学派学术体系的结构和学术特点——兼述柳少逸的研究及其传承轨迹》，文中对柳少逸先生《黄帝内经》及针灸、推拿学的研究成果进行了简要的介绍，而本文则是对其灸法，即《扁鹊心书》灸法中的研究成果进行一介绍。

《扁鹊心书》三卷及《神方》一卷，乃南宋绍兴年间武翼郎开州巡检窦材所撰。据该书自序、奏辞及进医书表可知，窦材祖上四世业医，窦材初学医，"尽博六子之书（张仲景、王叔和、朱肱、皇甫士安、巢元方、王冰等）""调治小疾，百发百中，临大病百无二三，每怅己术之不精"。"后遇关中老医"，并师事之。师谓："汝学非是岐黄正派，特小技尔。""师之，三年，师以法授""反复参详，遂与《内经》合旨，由兹问世，百发百中""师授固简而当，意欲梓行，恐有未尽，遂将追随先师所历之法，与己四十余稔之所治验集成医流正道，以救万世夭枉"。由此可知，该书乃是一部临床可资之书。其一，术乃关中老医之嫡传亲授，承传脉络清晰。其二，"师授固简而当"，即方术简便精当，便于掌握。其三，其术乃"追随先师所历之法""与己四十余稔之所治验"，即有坚实临床基础之可传之方，并谓"后人得此，苟能日夜勤求，自能洞贯其理"。此言表述了只要精研该术之奥蕴，"与《内经》合旨"，乃可"百发百中"。诚如窦材所云："只以此法，触类引申，效如影响。"此其四。"至若贤良忠正，孝子仁人，再为广布，俾天下后世，上可以救君亲，下可以济斯民"，此即元代杜思敬"天宝不泄于非人，圣道须传于贤者"之谓也，表述的是一个医学伦理学问题。

《扁鹊心书·上卷·三世扁鹊》篇云："医门得岐黄血脉者，扁鹊一人而已。扁鹊黄帝时人，授黄帝《太乙神明论》，著《五色脉诊》《三世病源》""第二扁鹊，战国时人，姓秦名越人，齐内都人，秉《内经》之书，撰《八十一难》。概正法得传者少，每以扁鹊自比，谓医之正派，我独得传，乃扁鹊再出也，故自号扁鹊。第三扁鹊，大宋窦材是也"。此段文字表述了扁鹊学派的知识结构，正是因窦材"学《素问》《灵枢》，得黄帝心法，革古今医人大弊，保天下苍生性命，常以扁鹊自任"，且皆"有所征焉"。从其著《扁鹊心书》可知，其理论核心是"当明经络""须识扶阳"。其传世之法为"灼艾第一，丹药第二，附子第三"。"灼艾"，即传"黄帝灸法""扁鹊灸法""窦材灸法"；"丹药""附子"之法，在《神方》篇中传。为彰窦氏"灼灸"之法，传承黄帝、扁鹊、医经学派之术，柳少逸先生以《〈扁鹊心书〉灸法讲解》立题结集，以期"关中老医"之术得以传之。柳少逸先生解读《扁鹊心书》，亦"日夜勤求""洞贯其理"，学研窦材之灸术，探讨其"当明经络""须识扶阳""大病宜灸"之奥蕴，验"黄帝灸法""扁鹊灸法""窦材灸法"于临床，并"触类引申"，亦"效如影响"，并诚信诸法"非谬"。尽管其法"周身用穴"仅有26处，然其施用临床有122种疾病之多，具有取穴少而精、方简力宏、执简驭繁的学术特点，即将复杂的证候高度概括为一穴一法，便于推广应用，尤适用于基层医务人员之学习和应用。为彰窦氏"灼灸"之法，传承黄帝、扁鹊医经学派之术，柳少逸先生曾有《经络腧穴原始》《〈黄帝内经〉针法针方讲记》《小儿推拿讲稿》《成人推拿讲稿》结集，而今又有《〈扁鹊心书〉灸法讲解》成篇，意在以期"关中老医"所传之术"再为广布""保生民于仁寿之域，俾其书万世疏通"，以彰先贤窦材慈悯之心也。

柳少逸先生曾以《博览群书话"神读"，为学之道在"心悟"》为文，讲述了其习医之初的一段故事：20世纪50年代，少逸先生之父吉忱公负责山东省莱阳专区的中医培训工作，曾主办了七期中医进修班，自编讲义，亲自讲授《内经》《伤寒论》《金匮要略》《温病条辨》《神农本草经》和《中国医学史》，所培养的学员一部分成为创办山东中医药学校的骨干教师，一部分成为半岛地、县级医院的中医骨干。当少逸先生师事其父时，吉忱公戏称其一人为"第八期学员"。习医之初，吉忱公即以清代程芝田《医法心传·读书先要根》语训之："书宜多读，谓博览群书，可以长识见也。第要有根底，根底者何？即《灵枢》《素问》《神农本草经》《难经》《金匮》、仲景《伤寒论》是也。"在其熟读中医典籍以后，又指点选读后世医家之著，并以清代刘奎"无岐黄而根底不植，无仲景而法方不立，无诸名家而千病万端药症不备"语勉之。每晚授课后，要其必读书至子时方可入睡。历代医籍，多系古文，就字音字义而言，又涉及文字学、训诂学、天文历法学等古文化知识。吉忱公要求其"凡书理有未彻者，须昼夜追思"，并告云此即"心悟"。一些古籍，若周诰殷盘，佶屈聱牙，泛泛而学，可谓苦也，故少逸先生亦有"定力"欠佳时。有一次对其父吉忱公低声语云："何谓'熟读王叔和，不如临证多'？"公笑云："昔清代陈梦雷尝云：'九折臂者，乃成良医，盖学功精深故也。'汝读书无笃志，仍不明为学之道也。朱子尝曰：'为学之道，莫先于穷理；穷理之要，莫在于读书''读书之法无他，惟是笃志虚心，反复详玩，必有功耳'。汝当熟知：博览群书，穷理格物，此医中之体也；临证看病，用药立方，此医中之用也。不读书穷理，则所见不广，认证不真；不临证看病，则阅历不到，运动不熟。体与用，二者不可偏废也。又当明清代顾仪卿《医中一得》之语：'凡读古人书，应先胸中有识见，引申触类，融会贯通，当悟乎书之外，勿泥乎书之中，方为善读书人。'待汝临证时，方可悟苏轼'故书不厌百回读，熟读深思子自知'之意也。此乃'神读'之谓也。"言毕，又以元代王好古"盖医之为道，所以续斯人之命，而与天地生生之德不可一朝泯也"，明代龚信"至重惟人命，最难却是医"等语训之。在其随吉忱公习医时，庭训多在旁征博引说理间，这些话语，深深地印在其脑海中，永不晦暗，从而造就了其"至重惟人命，最难却是医"之立品，"学所以为道，文所以为理"之学风。其读书，"凡书理有未彻者"，必"昼夜追思"，探其奥蕴；其临床四诊合参，力求"竖不断线，横不漏项"，理、法、方、药朗然；其为文，不论千余字的一篇论文，或几十万言的医著，注重的是"文所以为理"之学风，多以历代医家之论，或以其父其师之所传，然后述己之见，彰显的是一条世医的传承轨迹。小到一味中药、一个穴位、一剂药方、一种针灸推拿手法，都要明确其作用机理，彰显的是"学所以为道"之文风。窦材之灸术，多为一病一穴之灸，多者二穴，其法简，其效宏，便于学习和应用。为了弘扬医经学派之术，传承窦材之灸法，应中国中医药出版社肖培新主任之约，柳少逸先生将《〈扁鹊心书〉灸法讲解》书稿删繁就简，重新整理而成斯集。由此可见，其践行的是"知方药，知针灸，知推拿"之庭训，彰显的是"至重惟人命，最难却是医"之立品。

观柳少逸先生之文章，阅其著作，感到非但专业性强，尚具有深厚的中医理论基础和丰富的临床经验，且其传统文化底蕴厚重，富有哲理，就这样一本小册子，语言尚有文韵，彰显的是"文是基础医是楼"的国医知识结构和医者仁术的儒者风范及其世医的传承轨迹。

山东省中医药管理局原局长　蔡剑前

2017 年 11 月 6 日

目 录
CONTENTS

引　言

　　灸法，古称"灸焫"。"焫"同"蒸"，焚烧、热灼之义。如《素问·气交变大论》云："火燔焫，水泉涸。""灸焫"，是指利用燃烧草药熏灼治病的方法。如《素问·异法方宜论》云："北方者，天地所闭藏之域也，其地高陵居，风寒冰冽，其民乐野处而乳食，脏寒生满病，其治宜灸焫。故灸焫者，亦从北方来。"因施灸用料的不同，用艾草者名"艾灸"；用灯心草者名"灯草灸"；用白芥子者名"白芥子灸"或"天灸"。今统称"灸治疗法"，简称"灸疗"，即借灸火的热力，给人体以温热性刺激，并通过经络腧穴的作用而达到治病、防病目的的一种方法。对灸法的传承和应用不绝于书。今要传承和阐发的是《扁鹊心书》中由宋代窦材所传之黄帝灸法、扁鹊灸法及窦材灸法，即医经学派及"关中老医"之灸术，故以《〈扁鹊心书〉灸法讲解》立题结集。

上篇 | 《扁鹊心书》的核心理论

一、当明经络论

经络学说是中医学理论的重要组成部分，关于经络学说的论述，首见于《黄帝内经》（下简称《内经》），且以《灵枢》为详。它不仅是针灸、推拿及药物疗法等学科的理论基础，而且对中医临床各科理论体系的建立，均有十分重要的意义。故宋代窦材《扁鹊心书·当明经络》篇云："学医不知经络，开口动手便错。盖经络不明，无以识病证之根源，究阴阳之传变。如伤寒三阴三阳，皆有部署，百病十二经脉可定死生。既讲明其经络，然后用药达其处，方能奏效。昔人望而知病者，不过熟其经络故也。"继而切中时医之弊："今人不明经络，止读药物病机，故无能别病所在，漫将药试，偶对稍愈，便尔居功，况亦未必全愈，若一不对，反生他病，此皆不知经络故也。"他如清代胡珽有"经络不明，何以知阴阳之交接，脏腑之递更，疾病情因从何审查。夫经络为识病之要道，尚不肯讲求，焉望其宗主《内经》，研究《伤寒》，识血气之生始，知荣卫之循行"之论。

《灵枢·本脏》篇云："经脉者，所以行血气而营阴阳，濡筋骨，利关节也。"《灵枢·经水》篇云："五脏六腑十二经水者，外有源泉，而内有所禀，此皆内外相贯，如环无端，人经亦然。"《难经·二十三难》云："经脉者，行血气，通阴阳，以荣于身者。"由此可知，经络是内连脏腑，外络肢节，沟通内外，贯穿上下，运行气血的经路。从《汉书·艺文志·

方伎略》可知，古医经中有《黄帝内经》《黄帝外经》《扁鹊内经》《扁鹊外经》《白氏内经》《白氏外经》《旁经》等医经七家。于是派生出黄帝医经学派、扁鹊医经学派、白氏医经学派三家之术。何谓医经？《方伎略》记云："医经者，原人血脉、经落、骨髓、阴阳、表里，以起百病之本，死生之分，而用针石汤火所施，调百药齐和之所宜。"由此可见，以第三扁鹊自称的窦材及其著《扁鹊心书》传承的是医经学派的医疗体系和诊疗技术。

二、须识扶阳论

汉代张仲景在《伤寒论》自序中云："感往昔之沦丧，伤横夭之莫救，乃勤求古训，博采众方，撰用《素问》《九卷》《八十一难》《阴阳大论》《胎胪药录》，并平脉辨证，为《伤寒杂病论》，合十六卷。"由此可知，张仲景在《内经》《难经》等医经学派的理论基础上，结合《胎胪药录》等经方学派的方药知识，将外感疾病错综复杂的证候总结成六经辨证，从而严密地将理、法、方、药一线贯穿，有效地指导着外感疾病及其杂病的辨证论治，从而奠定了辨证论治的基础，为后世医学的发展作出了重要的贡献。而"扶阳气""存阴液"是《伤寒论》"六经辨证"的核心，是以祛邪与扶正两大法门来实施的。窦材于临证重在观察阳气的盛衰和有无，作为诊断依据。在《扁鹊心书》中有《须识扶阳》专篇，并以"扶阳气""消阴翳"作为临床辨证论治的核心理论。"阳精若壮千年寿，阴气如强必毙伤""阴气未消终是死，阳精若在必长生"。此乃窦材在《扁鹊心书》中引用道家之论，以阐明"消尽阴翳，炼就纯阳"乃道家健身资寿之法。故窦材有"为医者，要知保扶阳气为本"之精论，并认为："人至晚年阳气衰，故手足不暖，下元虚惫，动作艰难，盖人有一息气在则不死，气者阳所生也，故阳气尽必死，人于无病时，常灸关元、气海、命关、中脘""虽未得长生，亦可保百余年寿矣"。

由此可见，窦材"保扶阳气"之论亦源自医经学派的基本原理。如《史记·扁鹊仓公列传》记述扁鹊之诊疗技术，即"圣人为之脉法，以起度量，立规矩，悬权衡，案绳墨，调阴阳，别人之脉各名之，与天地相应，参合于人，故乃别百病以异之。""圣人为之脉法"，在《史记·扁鹊仓公列传》中又称"合脉色"，即色脉合参法，是扁鹊秦越人的主要诊断技术。"起度量"：度量，即尺度，即制定一定的尺度，并以此建立规矩，确立准则。"立规矩""悬权衡""案绳墨""调阴阳"："规矩"，亦作"规榘"，原指校正方圆的两种工具，此处的规榘，乃制定"法度""标准"之意。"权衡"，原指称量物体轻重的器具，权，即秤锤，衡即秤杆。"绳墨"，是木匠画直线的工具，同"规矩""权衡"一样，即准绳、法度之义。故《礼记·经解》有"权衡诚悬，不可欺以轻重；绳墨诚陈，不可欺以曲直；规矩诚设，不可欺以方圆"的记载。阴阳为"八纲辨证"之总纲，于是以"立规矩""悬权衡""案绳墨"，来制定规矩，公布准则，考察法度，然后测算阴阳的虚实盛衰来指导治疗原则，即"准则"。"一阴一阳之谓道"，意谓之"法则""准则"，是方法论，此属"太极论的道论"范畴。许慎《说文解字》云："阳者，乃明也，日也，又扬也，气在外发扬也；阴者，萌也，默也，气在内奥萌也。"《玉篇》有"营天功，明万物，谓之阳；幽无形，深难测，谓之阴"的记载，故《易·系辞》中有"一阴一阳之谓道，立天之道，曰阴曰阳，立地之道，曰柔曰刚"的论述。由此可见，阴阳是古代哲学的一对重要内容和范畴，是用以认识世界和解释世界的一种世界观和方法论。这种哲学思想，早在商周时期就形成了。受这种思想的影响，遂形成了扁鹊以"调阴阳"为治疗大法的学术思想。如传中所论"越人为方也""闻病之阳，论得其阴，闻病之阴，论得其阳"，以阴阳的正反两个方面作为说理工具来阐明"调阴阳"大法在诊察疾病中的具体应用。

阴阳学说，内容十分丰富，贯穿于《内经》全书各个方面，其重要性《灵枢·病传》云："明于阴阳，如惑之解，如醉之醒。"故阴阳学说是《内经》学派的重要理论组成部分。其在临床上的应用，《素问·至真要大论》云："谨察阴阳而调之，以平为期。"《素问·阴阳应象大论》有云："审其阴阳，以别柔刚，阳病治阴，阴病治阳。"《灵枢·五色》篇"用阴和阳，用阳和阴"之谓也。意谓"阳胜者，阴必病；阴胜者，阳必病"。故《素问·至真要大论》续云："诸寒之而热者取之阴，热之而寒者取之阳，所谓求其病也。"对此，唐代王冰注云："益火之源，以消阴翳；壮水之主,以制阳光。故曰求其病也。"由此可知,窦材阐述道家"以消尽阴翳,炼就纯阳"及其"保扶阳气为本"的学术特点,不但源于扁鹊医学流派,而且是与《内经》医经学派的学术体系是同出一辙。这也说明了窦材将"关中老医"之术,反复参详,遂与《内经》合旨,"追随先师所历之法,与己四十余稔之所治验,集成医流正道,以救万世夭枉",此即其自称"第三扁鹊,大宋窦材是也"之原因也。由此可见,窦材"须识扶阳"论,意在"消尽阴翳",以达"阳和"之治。

三、大病宜灸论

《扁鹊心书·大病宜灸》篇记云:"医之治病用灸,如做饭用薪,今人不能治大病,良由不知针艾故也。世有百余种大病……若能早灸,自然阳气不绝,性命坚牢。"其并引《铜人针灸图经》语云,"凡大病宜灸脐下五百壮",并谓,"补接真气,即此法,若去风邪四肢小疾,不过三五壮而已"。其在《时医三错》篇中,对"两眼内障"病有云:"眼生内障,由于脾肾两虚,阳光不振耳。故光之短主于脾,视物不明主乎肾。法当温补脾肾,壮阳光以消阴翳,则目明矣。"他如"阴疽"一证,窦材认为:"疮疽本于肾虚,为阴所著,寒邪滞经,依附于骨,故烂人筋,害人性命。其法必大补肾气,壮阳消阴,土得阳气,自生肌肉,则元气周流不侵骨髓矣。"此即王冰"益火之源,以消阴翳"之理也。诚如柯琴肾气丸之解:"命门之火,乃水中之阳,夫水体本静而川流不息者,气之功,火之用也""欲暖脾胃之阳,必先温命门之火""命门有火,则肾有生气也"。王洪绪《外科全生集》用于一切阴疽、流注、鹤膝风,凡属阴寒之证者,有阳和丸之用,方中麻黄开其腠理,肉桂、姜炭解其寒凝,三味温阳散寒之味,于是腠理一开,寒凝一解,气血乃行,毒亦随之消也。"俾阳和一转,则阴分凝解之毒,自能化解"。然阴疽日久,或已溃,或血虚不能化毒者,单纯的开腠,则很难取效,故王氏于阳和丸中加熟地、鹿角胶大补肾精阴血。方中熟地、鹿角胶虽滋腻,然得姜、桂、麻黄、白芥子之宣通,则通而不散,补而不滞,乃寓攻于补之方,相辅相成之剂,以成著名方剂阳和汤。以奏温阳散寒之功,而成养血通脉之勋,犹如"阳光普照,阴霾四散"，故有"阳和"之名。上述之金匮肾气丸，将少量桂、附温补肾阳之药，纳入滋阴众药中，亦属"阴中求阳"之法也，此即明代张景岳"善补阳者，必于阴中求阳，则阳得阴助而生化无穷"之谓也。余不惜篇幅，用肾气丸示以"益火之源，而消阴翳"及阳和汤若"阳光普照，阴霾四散"之功效，说明窦材"保扶阳气"灸法与药物疗法理无二致。

关于灸法之补泻手法、五脏之腧可灸不可刺之因及艾炷之大小，现以《内经》及《扁鹊心书》的内容，作一简介：

灸法亦有补泻之法，《灵枢·背腧》篇云："气盛则泻之，虚则补之。以火补者，毋吹其火，须自灭也；以火泻者，疾吹其火，传其艾，须其火灭也。"其表述了凡以灸火行补法，必待其艾火燃烧后自灭；以灸火行泻法，当疾吹其火，即传递其艾以继之，促其火灭之。

《灵枢·官能》篇云："阴阳皆虚，火自当之。"意谓"阴阳皆虚"之证，而针所难用，则用火以灸之。

《灵枢·背腧》篇有"五脏之腧，灸之则可，刺之则不可"之论。对此倪冲之注云："五脏之腧，皆附于足太阳之经者，膀胱为水腑，地之五行，本于天一之水也。按太阳之经，而应于督脉者，太阳寒水之气，督脉总督一身之阳，阴阳水火之气交也，灸之则可者，能启脏阴之气也，刺之则不可者""盖逆刺其五脏之气皆为伤中"。

人有大人、小儿之分，体有头面、四肢不同，故艾炷有大小。《扁鹊心书·窦材灸法》记云："凡灸大人，艾炷须如莲子，底阔三分，灸二十壮后，却减一分，务要紧实。若灸四肢及小儿艾炷如苍耳子大；灸头面，艾炷如麦粒子大。其灰以鹅毛扫去，不可口吹。"

综上所述，解读《扁鹊心书》三大核心理论，是要揭示窦材灸法理论深邃的内涵，即承传了扁鹊秦越人"调阴阳"法，以及《内经》"诸寒之而热者取之阴，热之而寒者取之阳，所谓求其属也"之法。"热之而寒者取之阳"，虽然看来病人属寒证，然用热法而寒证不解，此即"阳虚"之由，故越散阳越虚，故清代张隐庵有"当求其属以衰之"之解，即张景岳"善补阳者，必阴中求阳"之谓也。如《扁鹊心书·须识扶阳》篇记云："人于无病时，常灸关元、气海、命关、中脘""虽未得长生，亦可保百余年寿矣"。盖因灸法是借用灸火的热力，给人体以温热性刺激。诚如《名医别录》所云："艾味苦，微温，无毒，主灸百病。"故"灼艾"，此乃"扶阳气"之谓也。穴位施灸，乃通过腧穴的作用，以达到治病健身之目的，故《医学入门》有云："药之不及，针之不到，必须灸之。"如关元、气海、中脘均属任脉经之穴。盖因任脉行于腹正中线，其脉与手足三阴经及阴维脉交会，能总任一身之阴经，故有"阴脉之海"之称。该经之穴，多具养肝肾，补气血之用，故对诸穴施以灸法，以其"从阴引阳"之功，而达"热之而寒者取之阳"之效，且关元穴居元阴元阳闭藏之处，有益元固本、补气壮阳之效；气海，穴居脐下，为元气之海，具温补下焦、益元荣肾、益气举陷之效；中脘乃任脉与手太阳、少阳、足阳明交会穴，又为胃之募穴，六腑之会穴，又为"回阳九针穴"之一，故本穴具较强的健脾和胃、化痰导滞之功。而食窦乃足太阴脾经之穴，被窦材以其"能接脾脏真气"，培补后天之本之能，而又名曰"命关"。故诸穴合用，有了"从阴引阳""可保百余年寿"之"神功"。他如《大病宜灸》篇有"凡大病宜灸脐下（神阙）五百壮，补接真气，即此法也"的记载；《三世扁鹊》篇有"一妇人遍身浮肿露地而坐"者，"点左命关穴，灸二百壮"而愈病之案。再如《五等虚实》篇记云："甚虚者，元气大衰则成大病""将脱者，元气将脱也""须灸气海、丹田、关元各三百壮，固其脾肾。夫脾为五脏之母，肾为一身之根。故伤寒必诊太溪、冲阳，二脉者，即脾肾根本之脉也。此脉若存则人不死，故尚可灸"。其作用机理，虽谓乃"保护阳气""消尽阴翳"之施，然均寓"善补阳者，必于阴中求阳，则阳得阴助而生化无穷"之谓也。

由此可见，灸术补泻法的应用，尚重在经穴功效主治的应用，即在脏腑经络理论指导下，确立治疗法则，然后取穴组方，施以灸术。

中篇｜黄帝、扁鹊、窦材灸法

一、黄帝灸法

《扁鹊心书·黄帝灸法》记云：

男妇虚劳，灸脐下三百壮。

男妇水肿，灸脐下五百壮。

阴疽骨蚀，灸脐下三百壮。

久患脾疟，灸命关五百壮。

肺伤寒，灸脐下三百壮。

气厥、尸厥，灸中脘五百壮。

缠喉风，灸脐下三百壮。

黄黑疸，灸命关二百壮。

急慢惊风，灸中脘四百壮。

老人二便不禁，灸脐下三百壮。

老人气喘，灸脐下三百壮。

久患脚气，灸涌泉穴五十壮。

产后血晕，灸中脘五十壮。

暑月腹痛，灸脐下三十壮。

鬼邪着人，灸巨阙五十壮、脐下三百壮。

妇人脐下或下部出脓水，灸脐下三百壮。

妇人无故风搐发昏，灸中脘五十壮。

久患伛偻不伸，灸脐俞一百壮。

鬼魇着人昏闷，灸前顶穴五十壮。

妇人半产，久则成虚劳水肿，急灸脐下三百壮。

死脉及恶脉见，急灸脐下五百壮。

妇人产后腹胀水肿，灸命关百壮、脐下三百壮。

肾虚面黑色，灸脐下五百壮。

呕吐不食，灸中脘五十壮。

妇人产后热不退，恐渐成痨瘵，急灸脐下三百壮。

由此可知，《黄帝灸法》是以病名为条目，而阐明治穴，标明灸法、灸方。计有二十五证，即有二十五法。含脐下灸（即神阙灸）、命关灸、中脘灸、涌泉灸、巨阙灸、脐俞灸、前顶灸等七法。现解读如下：

1. 男妇虚劳，灸脐下三百壮

此乃《黄帝灸法》言"男妇虚劳"之灸法。

"虚劳"，又称"虚损"，乃脏腑亏损，气血不足，精神困惫之谓。对此证候，《诸病源候论》有"七十五候"之多。最早的医学文献见于《内经》。如《素问·通评虚实论》云："邪气胜则实，精气夺则虚。"又云："脉气上虚尺虚，是谓重虚""气虚者，言无常也；尺虚者，行步恇然；脉虚者，不象阴也""滑则生，涩则死也"。此约言虚劳证之脉象也。《灵枢·决气》篇云："精脱者，耳聋；气脱者，目不明；津脱者，腠理开，汗大泄；液脱者，骨属屈伸不利，色夭，脑髓消，胫酸，耳数鸣；血脱者，色白，夭然不泽，其脉空虚，此其候也。"此约言精、气、津液、血之虚脱，各有其候。《难经·十四难》论述了"五损"的症状、转归及治法。虚劳之名，首见于《金匮要略·血痹虚劳病脉证并治》，其证"脉大为劳，脉极虚亦为劳""劳之为病，其脉浮大，手足烦，春夏剧，秋冬瘥，阴寒精自出，酸削不能行""男子脉虚沉弦，无寒热，短气里急，小便不利，面色白，时目瞑，兼衄，小腹满，此为劳使之然"。由此可见，虚劳一证，皆由外伤酒色，内伤七情，饮食劳倦，嗜欲无节所致。其治，《金匮要略》记云："脉得诸芤动微紧，男子失精，女子梦交，桂枝龙骨牡蛎汤主之""虚劳里急，悸衄，腹中痛，梦失精，四肢酸痛，手足烦热，咽干口燥者，小建中汤主之""虚劳里急诸不足，黄芪建中汤主之""虚劳腰痛，小腹拘急，小便不利者，八味肾气主之""虚劳虚烦不得眠，酸枣仁汤主之"。大凡虚劳虽谓不外乎气血，而当以补脾肾为主，此乃培补先、后天之本之谓也。补脾必本于阳气，补肾必本于阴血。

"脐下"，即脐中之神阙穴。穴位脐之中心，内为元神出入之阙庭，故有"神阙"之名。该穴禁针，宜艾灸，为疗百病及健身强体之要穴。故《黄帝灸法》以"男妇虚劳，灸脐下百壮"为其开篇之首条，且历代医家皆有论述：

如《甲乙经》云："绝子，灸脐中，令有子""肠中常鸣，时上冲心，灸脐中"。

《备急千要金方》云："气淋，脐中著盐，灸之三壮""病寒冷脱肛出，灸脐中随年壮"。

《圣济总录》云："寒冷脱肛，灸脐中随年壮。"

《医宗金鉴》云："主治百病及老人虚人泄泻，又治产后腹胀，小便不通，小儿腹胀。"

《备急灸法》云："转胞，小便不通，隔盐灸脐中。"

《世医得效方》云："治霍乱转筋欲死，气绝，惟腹中有暖气可用，其法纳盐于脐中令实，就盐上灸二七壮。"又云："病寒冷脱肛出，灸脐中百壮。"

《普济方》云："治久冷伤惫，泄利不止，中风不省人事等疾，灸神阙""治凡脐痛者，灸神阙""治脐疝，绕脐痛，冲胸不得息，灸脐中""治溺水死，灸法，急解本人衣服，脐中灸百壮""治妇人胞落颓，脐中灸三百壮"。

《针灸大成》有灸脐治病之法，并谓用之则"诸邪不侵，百病不入，长生耐老，脾胃强壮"。

《证治准绳》云："卒中暴脱，若口开手撒、遗尿者，虚而阳暴脱者，脐下大艾灸之。"

《窦太师针经》云："神阙一穴，一名气舍，在脐孔中是穴，禁针，灸百壮，又名维会穴，治大便久泄，小便频数，灸之。"

《明堂灸经》云："主泄利不止，小儿奶利不绝，灸百壮。小儿五壮至七壮，主腹大绕脐痛，水肿鼓胀，肠中鸣状如水声，久伤惫。"

《神灸经纶》云："卒中风,神阙。凡卒中风者,此穴最佳。罗天益云:中风服药,只可扶持,要收全功,灸火最良。盖不惟追散风邪,宣通血脉,其于回阳益气之功,真有莫能尽述者。"

窦材在《扁鹊心书》中尚云："男妇水肿,灸脐下五百壮""阴疽骨蚀,灸脐下三百壮""肺伤寒,灸脐下三百壮""老人二便不禁,灸脐下三百壮""暑月腹痛,灸脐下三十壮""老人气喘,灸脐下三百壮""妇人脐下或下部出脓水,灸脐下三百壮""妇人半产,久则成虚劳水肿,急灸脐下三百壮""死脉及恶脉见,急灸脐下五百壮""肾虚面黑者,灸脐下五百壮"。

综上所述,虚劳所涉及的内容很广,凡禀赋不足,后天失养,病久体虚,积劳内伤,久病不复等所致的脏腑气血阴阳亏损为主要病证者,均属"虚劳"范畴。鉴于脐中以其益元荣任,滋养肝肾,健脾和胃,调补气血,和阳济阴之功,故为治虚劳之要穴,又为《黄帝灸法》第一方——脐下灸方。

灸法,亦有补泻之法,《灵枢·背腧》篇云:"气盛则泻之,虚则补之。以火补之,毋吹其火,须自灭也;以火泻之,疾吹其火,传其艾,须其火灭也。"意谓以艾灸行补法时,不须吹火,以待其火自灭可也。此"慢火灸"之谓也。行泻法时,须疾吹其火,俾其艾火速灭可也。此"疾火灸"之谓也。

2. 男妇水肿,灸脐下五百壮

此乃《黄帝灸法》言"男妇水肿"之治。

《素问·阴阳应象大论》云:"水为阴,火为阳。"其表述了以水火分阴阳,则水的阴阳属性为阴。《素问·逆调论》有"寒从中生者何也"之问。故又有"痹气""阳气少,阴气多,故身寒如从水中出"之对。于是"水"又成为阳虚阴盛之邪。水肿是指体内水液潴留,泛滥肌肤,引起头面、目窠、四肢、腹部,甚至全身浮肿者。本病在《内经》中称为"水",并根据不同的症状,而分为风水、石水、涌水、肤胀、鼓胀、肠覃、石瘕。如《灵枢·水胀》篇黄帝有"水与肤胀、鼓胀、肠覃、石瘕、石水,何以别之"之问。若风遏水阻,面目浮肿,名"水胀",即风水、皮水;水邪乘于肌肤为"肤胀";留于空郭则为"鼓胀";客于肠外则为"肠覃"；客于子门则为"石瘕"。

《素问·气穴论》中，有"水俞五十七穴"一词，表述了治疗水病的五十七个腧穴。"水俞在诸分"，意谓水属阴，多在肉理诸分之间，故治水当取诸阴分，而有治水五十七穴之论。《素问·水热穴论》篇黄帝有"少阴何以主肾""肾何以主水"之问。而岐伯有"肾者，至阴也；至阴者，盛水也"之对。黄帝复问："肾何以能聚水而生病？"岐伯对曰："肾者，胃之关也，关门不利，聚水而从其类也，上下溢于皮肤故为胕肿，胕肿者，聚水而生病也"之对。在该篇中，黄帝尚有"水俞五十七处者，是何主也"之问，故岐伯又有"肾俞五十七穴，积阴之所聚也，水所从出入也"及"凡五十七穴者，皆脏之阴络，水之所客也"之对。盖因肾为足少阴经，其脏属水，此乃"肾何以主水"之因。肾居下焦，开窍于二阴，水谷入胃，经气化作用之后，清者由前阴而出，浊者经后阴而出。肾之气化有司则二便通畅，不化则二阴闭，肾气壮则二阴调，肾气虚则二便不禁，故曰"肾者，胃之关也"。"肾俞五十七穴"，并非肾经的俞穴，诚如《素问·逆调论》所云："水者，循津液而流也；肾者水脏，主津液。"故"水俞五十七穴"，又称"肾俞五十七穴"，成为阴气所积聚的地方，也是水液由此出入的地方。

由此可见，水不能自行，必赖气以动，即靠肾中精气的气化功能。故《素问·上古天真论》有"肾者主水，受五脏六腑之精气而藏之"之论；《素问·逆调论》有"肾者水脏，主津液"之论。他如《素问·经脉别论》云："饮入于胃，游溢精气，上输于脾，脾气散精，上归于肺，通调水道，下输膀胱，水精四布，五经并行，合于四时五脏阴阳，揆度以为常也。"此段经文表述了在正常的生理情况下，津液的输布，是通过胃的摄入，脾的运化和转输，肺的宣发和肃降，肾的蒸腾气化，以三焦为通道，输布于全身。经过气化后的津液，则化为汗液、尿液和浊气排出体外，而肾中精气的蒸腾气化，实际上是主宰着整个津液输布的全过程。这是因为肺、脾等内脏对水液的代谢，即津液的气化功能，均依赖于肾中真阳的蒸腾气化作用。故《素问·水热穴论》有"诸水皆生于肾"之论。此即是"水肿，灸脐下"，即"脐中灸方"之作用机理。盖因脐乃元神出入之阙庭，且脐在胚胎发育过程中，为腹壁最后的闭合处，在易学中被称为太极脐点，故有益肾元，养肝肾，调冲任，健脾胃，司气化，补气血，和阴阳之功，俾气化有司，津液得布，而无水肿之候。

3. 阴疽骨蚀，灸脐下三百壮

此乃《黄帝灸法》言"阴疽骨蚀"之治法。

"阴疽"，疽之属阴者名之。"骨蚀"，骨之有损也。《灵枢·刺节真邪》篇云："内伤骨为骨蚀。"若"深中骨""日以益大，则为骨疽"。由此可知，"阴疽骨蚀"多为阴寒之证。大凡平素阳虚，阴寒之邪乘虚侵袭，或阻于筋骨，或阻于肌腠，或阻于血脉，而致血虚、寒凝、痰滞，而"阴疽骨蚀"生焉。《黄帝灸法》之"灸脐下三百壮"，乃取灼艾之法，以温阳散寒、导滞化结；穴取任脉经之脐中，以成益肾元，养肝肾，健脾肺，司气化，和阴阳，大补气血之功。故"灸脐下三百壮"，若"阳光普照，阴霾四散"，大有"阳和"之功，而成温阳散寒，养血通脉，补骨益髓之勋而愈病。

4. 久患脾疟，灸命关五百壮

此乃《黄帝灸法》言"久患脾疟"之治。

"疟"，即疟疾，是由感受疟邪而引起寒战、壮热、头痛、汗出、休作有时为特点的一种疾病。我国对疟疾的认识不绝于书，远在殷墟甲骨文中即有"疟"字的记载，而在《黄帝内经素问》中就有《疟论》《刺疟》专篇。对疟之成因，《素问·疟论》有"疟气随经络沉以内薄，故卫气应乃作"之述。对其证候，该篇有"疟之始发也，先起于毫毛，伸欠乃作，寒栗鼓颔，腰脊俱痛，寒去则内外皆热，头痛如破，渴欲冷饮"之记。对疟疾之治疗原则，该篇有"经言曰：方其盛时必毁，因其衰也，事必大昌。此之谓也。夫疟之未发也，阴未并阳，阳未并阴，因而调之，真气得安，邪气乃亡。故工不能治其已发，为其气逆也"。文中"经言"，当源自《灵枢·逆顺》篇之论："《兵法》曰：无迎逢逢之气，无击堂堂之阵。《刺法》曰：无刺熇熇之热，无刺漉漉之汗，无刺浑浑之脉，无刺病与脉相逆者。黄帝曰：候其可刺奈何？伯高曰：上工刺其未生者也，其次刺其未盛者也，其次刺其已衰者也……故曰：方其盛也，勿敢毁伤，刺其已衰，事必大昌。故曰：上工治未病，不治已病。此之谓也。"论气有逆顺，用针应顺治，不可逆治。故名《逆顺》。马莳认为："刺有逆顺，脉有盛衰，刺有大约也。与其已不可刺者，言病既已而不必刺也。"《内经》之《素问》《灵枢》均有"方其盛也，勿敢毁伤，刺其已衰，事必大昌"之论，非惟刺疟之法，亦中医临证诊治之大法也，即"上工治未病，不治已病"之谓也。

疟疾一候，因感受外邪寒热之不同，故《内经》中有"温疟""寒疟"之分；又因邪犯之经的不同，而有"足太阳之疟""足少阳之疟""足阳明之疟""足太阴之疟""足少阴之疟""足厥阴之疟"之别；而邪内犯脏腑，而有"肺疟""心疟""肝疟""脾疟""肾疟""胃疟"的不同。《素问·刺疟》篇统称之为"十二疟"。《内经》中尚有"痎疟""间日疟"的记载，且众疟均有其相应的证治。如《素问·刺疟》篇记云："脾疟者，令人寒，腹中痛，热则肠中鸣，鸣已汗出，刺足太阴。"其表述了脾疟使人发冷，腹中痛，待到发热时，则脾气行而肠中鸣响，肠鸣后阳气外达而汗出，治疗的方法是刺足太阴经。故《黄帝灸法》有"久患脾疟，灸命关五百壮"之治。彰显的是"医经学派之术也"。命关，即食窦穴。窦者，洞也。饮食入胃，胃之余气出注于肠，使谷精之精气穿透胸膈以助肺气，故名。窦材以该穴"能接脾脏真气，治三十二种脾病"，故名"命关"。《甲乙经》云："食窦，在天溪下一寸六分陷者中，足太阴脉气所发。仰而取之，刺入四分，灸五壮。"综上所述，食窦以其激发足太阴经之脉气而达和营卫、行气血、调阴阳、益脾肾之功，而成温阳达邪，健脾渗湿截疟之效。此即《内经》"形不足者，温之以气""气主煦之"之意，亦"生气之源在脾"之谓。《素问·疟论》篇云："夫疟者之寒，汤火不能温也，及其热，冰水不能寒也，此皆有余不足之类，当此之时，良工不能止，必须其自衰乃刺之。"故疟疾之治，或刺法，或灸法，当于发病前后而施术。

疟疾，自《内经》以降，历代医学文献皆有记述，如汉代张仲景《金匮要略》有《疟病脉证并治》之专篇，有"疟母""瘅疟""温疟""牡疟"之证治的记载。其后世医籍尚有"风疟""湿疟""胎疟""疫疟""痰疟""血疟""食疟""鬼疟""夜疟""阴疟""劳疟""厥疟""如疟""久疟""痢后疟""三阴疟""间日疟"之记述及其证治。然万变不离其宗，大凡诸疟之候，均可施以"命关灸法"，即以艾灸之法扶阳气以消尽阴翳，借食窦行气血、和营卫、调阴阳，以扶正达邪，此"益火之源，以消阴翳""阴中求阳""阳中求阴"之治，即张景岳"善补阳者，必于阴中求阳，则阳得阴助而生化无穷；善补阴者，必于阳中求阴，则阴得阳升而泉源不竭"之谓。

5. 肺伤寒，灸脐下三百壮

此乃《黄帝灸法》言"肺伤寒"之治。

"肺伤寒"，又名"肺中寒"。《金匮要略·五脏风寒积聚病脉证并治》篇记云："肺中寒，吐浊涕。"《素问·阴阳应象大论》云："肺主鼻。"《素问·金匮真言论》云："西方色白，入通于肺，开窍于鼻。"这些盖因肺中于寒，肺窍不利，则鼻塞不通，故浊涕从口中吐出。"浊涕"，乃痰湿所化生也。此症多与鼻渊相似，肺气有有余不足之分，故中寒后除"吐浊涕"外，《素问·调经论》有"气有余则喘咳上气，不足则息利少气"之论。故肺伤于寒，其治须"保扶阳气"，以"消尽阴翳"。虽说肺为贮痰之器，脾为生痰之源，然肾之蒸腾气化有司，则无痰饮咳喘之患。故"灸脐下三百壮"，具培补肾元之气，俾下元无虚惫之候，火旺土健，故脾气得健，肺气得宣，窦窍得利，肺寒得解。

6. 气厥、尸厥，灸中脘五百壮

此乃《黄帝灸法》言"气厥、尸厥"之治法。

"气厥"，即气逆之证。其名首见于《内经》。《素问》有《气厥论》专篇，篇中记云："黄帝问曰：五脏六腑寒热相移者何？岐伯曰：肾移寒于脾，痈肿少气。脾移寒于肝，痈肿筋挛。肝移寒于心，狂，隔中。心移寒于肺，肺消，肺消者饮一溲二，死不治。肺移寒于肾，为涌水，涌水者，按腹不坚，水气客于大肠，疾行则鸣濯濯，如囊裹浆，水之病也。脾移热于肝，则为惊衄。肝移热于心，则死。心移热于肺，传为膈消。肺移热于肾，传为柔痓。肾移热于脾，传为虚，肠澼死，不可治。胞移热于膀胱，则癃溺血。膀胱移热于小肠，隔肠不便，上为口糜。小肠移热于大肠，为虙瘕，为沉。大肠移热于胃，善食而瘦入，谓之食亦。胃移热于胆，亦曰食亦。胆移热于脑，则辛頞鼻渊，鼻渊者，浊涕下不止也，传为衄蔑瞑目。故得之气厥也。"其论述了脏腑之气逆而不顺，因而寒热相移，而见诸症。而末句"故得之气厥也"，乃总结全篇之义，盖因诸症皆因气逆而得之。

"尸厥"为病证名，首见于《内经》，乃突然昏倒不省人事之候。《素问·谬刺论》云："邪客于手足少阴、太阴，足阳明之络，此五络皆会于耳中，上络左角，五络俱竭，令人身脉皆动，而形无知也，其状若尸，或曰尸厥。"此意谓邪气侵入上述五络，导致此五络之真气全部衰竭，致阴阳气不相顺接，经气逆乱而生"尸厥"。《史记·扁鹊仓公列传》中，秦越人在治疗虢太子"暴厥"时，运用"厉针砭石""五分之熨""八减之剂"，而使太子"起死回生"。其中"五分之熨"即灼灸之术。他如汉代张仲景《伤寒论·平脉法》记云："少阴脉不至，肾气微，少精血，奔气促迫，上入胸膈，宗气反聚，血结心下，阳气退下，热归股阴，与阴相动，令身不仁，此为尸厥。当刺期门、巨阙。"成无己注云："尸厥者，为其从厥而生，形无所知，其状若尸，故名尸厥，少阴脉不出，则厥气客于肾，而肾气微，少精血，厥气上奔，填塞胸膈，壅遏正气，使宗气反聚，而血结心下""阳气为厥气所拥，不能宣发""阳气外不为使，内不得通，荣卫俱不能行，身体不仁，状若尸也""刺期门者，以通心下结血；刺巨阙者，以行胸中宗气，血气流通，厥气退，则苏也"。

中脘，又名太仓、上纪、中管、胃脘，穴当胃脘之中部，故名中脘。胃经之募穴，又为六腑之会穴，尚为任脉与手太阳、少阳、足阳明经交会穴，又为回阳九穴之一。该穴具较强的健脾和胃，调和营卫，通达宗气，降逆和冲，化痰导滞之功。灸之具刺期门、巨阙二穴之功。《甲乙经》云："中脘，一名太仓，胃募也""手太阳，少阳，足阳明所生，任脉之会，刺入二分，灸七壮"。对其临床应用，记云："胃胀者，中脘主之""心痛有寒，难以仰俯，心疝气冲胃，死不治人，中脘主之""腹胀不通，寒中伤饱，食饮不化，中脘主之""小肠有热，溺赤黄，中脘主之""溢饮肋下坚痛，中脘主之"皆降逆和冲之治，中脘属任脉经之穴，冲脉与任脉同起胞中，又隶属足阳明胃经，上络唇口。肾气盛，则太冲脉盛。《素问·骨空论》云："冲脉为病，逆气而里急。"故调冲任就是养肝肾，和脾胃，故对中脘施以灸法，则达回阳救逆之功，俾厥气退则复苏也。

7. 缠喉风，灸脐下三百壮

此乃《黄帝灸法》言"缠喉风"之治法。

"缠喉风"，病证名，以咽喉肿痛，连项而痛，喉内有红丝缠紧，细如绞缚，且麻且痒，手指甲青，手心壮热，痰气壅盛如锯声，手足逆冷，或两颐及项赤色缠绕，身发寒热，为临床证候。故《咽喉脉证通论》云："缠喉风者，谓其咽喉里外皆肿者是也。"《喉科秘钥》记云："乳蛾、喉闭、缠喉风等证皆名喉痹，有风寒火毒湿热之别。如肿而多痰，风也；淡白而牙紧，风寒也；色紫不肿而烂者，风伏寒也；红肿而脉浮者，风火也；烂而不肿脉沉细者，毒也；脉细数而浮者，虚火也；细缓者，虚寒也；或风火相搏，或寒暑相杂，其证不一，变幻多端，依此类推可也。"究其病因多为六淫之邪致病。《丹溪心法附余》云："缠喉风，喉痹之证，其人膈间素有痰涎，或因饮酒过度，或因忿怒失常，或因房劳不节而发作也。何则？饮酒过度是胃火动也，忿怒失常是肝火动也，房室不节是肾火动也。火动痰上而为痰热，燔灼壅塞于咽嗌之间，所以内外肿痛而水浆不入也。其症可谓危且急矣。"究其病机多为内伤七情、酒色之劳而致。《重楼玉钥》云："人之一身百病皆可致危，独咽喉之症尤危之危也。"故丁甘仁《喉痧证治概要》有"救病如救火，走马看咽喉，用药贵乎迅速，万不可误失时机"之论。

《素问·太阴阳明论》云："喉主天气，咽主地气。"故《重纂包氏喉证家宝》有"喉乃太阴呼吸之门，主气而属天；咽乃阳明水谷之道路，属胃而主地"之论。故益胃津，滋肺阴，乃滋阴降火之治，故《黄帝灸法》有"神阙灸方"之施，以益元荣任，益气润燥，和阳济阴之功，而利咽喉。《素问·骨空论》云："任脉者""循腹里上关元，至咽喉"《灵枢·经脉》篇云："心手少阴之脉""从心系上夹咽""脾足太阴之脉""上膈，夹咽""肝足厥阴之脉""循喉咙""肾足少阴之脉""循喉咙"。《灵枢·经别》篇云："足阳明之正""上循咽出于口""足少阳之正""以上夹咽""手心主正""出循喉咙""手少阴之正""上走喉咙""手太阴之正""循喉咙""手阳明之正""上循喉咙"。综上所述，任脉多次与手足三阴经交于喉咙部，具总任一身之阴经之能。故于神阙穴处施灸，可扶持阳气，激发、畅达任脉及手足三阴经及手足阳明经血气运行，以成扶正祛邪"阳和"之效。此即明代张景岳"善补阳者，必于阴中求阳，则阳得阴助则生化无穷"之谓。

8. 黄黑疸，灸命关二百壮

此乃《黄帝灸法》言"黄黑疸"之治法。

"黄疸"：病证名。是指皮肤、眼目均发黄一类的疾病。最早的文献见于《内经》。《素问·平人气象论》云："溺黄赤安卧者，黄疸""目黄者曰黄疸。"《灵枢·论疾诊尺》篇云："身痛面色微黄，齿垢黄，爪甲上黄，黄疸也。"此表述了其中尤以目睛黄染为该病的主要特征。《素问·玉机真脏论》云："风者，百病之长也。今风寒客于人，使人毫毛毕直，皮肤闭而为热，当是之时，可汗而发之；或痹不仁肿痛，当时之时，可汤熨及火灸而去之；弗治，肝传之脾，病名脾风，发瘅，腹中热，烦心，出黄。"瘅，通"胆"。此段经文表述了感受外邪，致湿热或疫毒，由表入里，郁而不达，内阻中焦，脾胃运化失司，湿热交蒸于肝胆，不能外泄，以致肝失疏泄，胆汁外溢，浸淫肌肤，下注膀胱，而使身目小便黄。《素问·六元正纪大论》云："凡此厥阴司天之政""四之气，溽暑湿热相薄""民病黄瘅而为胕肿"。《灵枢·岁露论》云："四月已不暑，民病多瘅病。"上述经文表述了五运六气失序，每因湿热互结淫胜，蕴于身目小便而发黄疸。《灵枢·经脉》篇云："脾足太阴之脉，是主脾所生病者""黄疸"。又云："肾足少阴之脉，是主肾所生病者""黄疸"。上述经文表述了脏腑功能的异常，造成脾之运化、肾之气化功能失司，使湿浊内生，郁而化热，胆汁不循常道，而发身目小便黄。

汉代张仲景《金匮要略》有《黄疸病脉证并治》之专篇，且论述甚详，从黄疸病的不同原因和证候，而有谷疸、酒疸、女劳疸、黑疸四种类型。"寸口脉浮而缓，浮则为风，缓则为痹。痹非中风，四肢苦烦，脾色必黄，瘀热以行"。此条从脉象上阐明了黄疸病的发病机制。脾主四肢肌肉，故脾脏蕴积之温热溢于血分，行于肌表必发黄疸，故谓"脾色必黄，瘀热以行。"此条从脉象上阐明了黄疸病的发病机制。脾主四肢肌肉，故脾脏蕴积之湿热溢于血分，行于肌表必发黄疸，故谓"脾色必黄，瘀热以行"。"趺阳脉紧而数，数则为热，热则消谷，紧则为寒，食则为满。尺脉浮为伤肾，趺阳紧为伤脾。风寒相搏，食谷则眩，谷气不消，胃中苦浊，浊气下流，小便不通，阴被其寒，热流膀胱，身体尽黄，名曰谷疸""额上黄，微汗出，手足中热，薄暮即发，膀胱急，小便自利，名女劳疸；腹如水状不治""心中懊恼而热，不能食，时欲吐，名曰酒疸"。"趺阳脉"，乃《内经》"三部九候诊法"之一。《灵枢》有十二经脉盛衰均可在"寸口""人迎""少阴"（太溪）或"趺阳"（冲阳）处诊之的论述。"趺阳"又名"趺阳"，即足阳明经之冲阳穴（余有《浅述趺阳诊法在脉学中的地位》一文，载入《柳少逸医论医话选》）。"消谷"，即能食善饥之候。"苦浊"，即湿热、浊气之谓。上述条文阐述了谷疸、女劳疸、酒疸的病理机制，则趺阳脉在黄疸病中的临床意义。大凡湿热相搏，小便不利，便形成了黄疸。因饮食有关则称为"谷疸"；因肾劳引起者名"女劳疸"；因饮酒过度而引起者名"酒疸"。

"脉沉，渴欲饮水，小便不利者，皆发黄""腹满，舌痿黄，躁不得睡，属黄家"。上述两条，指出湿热发黄与寒湿发黄的不同证候。前条是湿热郁于里而成黄疸，属阳黄范畴，症见心烦口渴，舌苔黄，小便短赤，脉数，黄色鲜明；后条是寒湿郁于里，乃阴黄之候，症见口不渴，手足冷，舌苔淡白，脉沉迟，黄色晦暗。

黑疸，乃由女劳疸或酒疸兼有瘀血证者，亦属阴黄范畴。如《金匮要略·黄疸病脉证并治》篇中记云："黄家日晡所发热，而反恶寒，此为女劳得之。膀胱急，少腹满，身尽黄，额上黑，足下热，因作黑疸。其腹胀如水状，大便必黑，时溏，此女劳之病，非水也。腹满者难治。""黄家"，乃"阴黄"之证，提示了"女劳疸"失治而发黑疸。该篇复云："酒疸下之，久久为黑疸，目青面黑，心中如啖蒜齑状，大便正黑，皮肤爪之不仁，其脉浮弱"。"心中如啖蒜齑状"，即心中懊恼，胃中有灼热之感。"爪之不仁"，即搔之皮肤，没有感觉之况。此条指出酒疸误治可成黑疸。盖因酒疸不当用下法而用之，必损伤正气，延误治疗，而成黑疸。

鉴于黄疸的发生，主要是湿邪为患。盖因脾主运化而恶湿，若饮食不节，嗜酒食肥甘，或外感湿热之邪，均可导致脾胃功能受损，脾失健运，湿邪壅阻中焦，脾胃升降功能失常，致肝失疏泄，胆汁排泄失常，湿邪郁遏，导致胆汁浸入血液，溢于肌肤小便，而发黄疸。故《黄帝灸法》有"命关灸法"。盖因食窦乃足太阴脾经之穴，具健脾和胃燥湿之功而为治。窦材以"脾为五脏之母，后天之本属土，生长万物者"之功，谓"食窦能接脾脏真气，治三十六种脾病""一切大病属脾者并皆治之"。故谓该穴名

"命关"，生命之关之谓也。

9. 急慢惊风，灸中脘四百壮

此乃《黄帝灸法》言"急慢惊风"之治法。

"惊风"是小儿时期常见的一种抽搐为特征的证候，又称"惊厥"，俗名"抽风"。《内经》称为"惊瘛"。如《素问·至真要大论》记云："少阳之复，大热将至""惊瘛咳衄"。"惊瘛"即惊厥，惊风之候，乃身体卒发强直，抽搐的病证。至宋《太平圣惠方》，始将惊风分为急惊风和慢惊风两大类。因其证候之不同，细而分之又有急惊风、慢惊风、天钓、内钓、类惊风、暑风、晨搐、午搐、晚搐、夜搐、伤风搐、伤食搐之别。然后世医家多以急、慢惊风论之。

大凡急惊风者，症见牙关紧闭，壮热涎潮，窜视反张，搐搦颠动，唇口眉眼，眨引频并，口中气热，睑赤唇红，二便黄赤，脉浮数洪紧，必先身热而后发搐。盖因内夹实热，外感风邪，心受热则积惊，肝生风则发搐，此即《素问·至真要大论》"诸风掉眩，皆属于肝""诸热瞀瘛，皆属于火"之谓也。于是肝风心火，二脏交争，血乱气并，痰涎壅盛，百脉凝滞，关窍不通，风气无以发泄，故暴搐也。

慢惊风多小儿久疟久痢，或痘后疹后，或风寒饮食积滞，或过用攻伐，或误服凉药，或禀赋本虚，或因急惊风用药攻伐太甚，或病后失于调理，皆可致之。其证多见于神昏气喘，或大热不退，眼翻惊搐；或乍寒乍热；或三阳晦暗；或面色淡白青黄；或二便清白；或口唇开裂出血，而口中气冷；或泄痢冷汗；或完谷不化；或四肢冰冷，甚则腹中气响，喉中痰鸣，角弓反张，目光昏暗，脉沉迟散缓；虎口脉纹青而淡紫。此乃因脾胃虚寒，孤阳外越，元气无根，阴寒至极，风之所由动也。此即《素问·至真要大论》"诸寒收引，皆属于肾""诸暴强直，皆属于风"之谓也。

盖因中脘为胃之募穴，腑之会穴，故有健脾和胃，化痰导滞之功，又因任脉行于腹面正中线，其脉多次与手足三阴及阴维脉相交，能总任一身之阴经，故有"阴脉之海"之誉。中脘乃任脉经之腧穴，故又有养肝肾，营气血，育阴息风之效，且中脘又为"回阳九针"穴位之一，俾外越之孤阳得回，元气有根，而收息风定搐、制瘛定惊之效，故《黄帝灸法》治"急惊风"，有"中脘灸法"施之。宗《素问·至真要大论》"谨守病机，各司其属，有者求之，无者求之，盛者责之，虚者责之""疏其血气，令其调达，而致和平"之施治大法，用其艾，或"以火补之"或"以火泻之"。

10. 老人二便不禁，灸脐下三百壮

此乃《黄帝灸法》言"老人二便不禁"之治法。

《灵枢·卫气失常》篇云："人年五十已上为老，二十已上为壮，十八已下为少，六岁已下为小。"对此张志聪注云："此论卫气有盛衰也。年少小者，卫气始长，年壮者，卫气正盛，五十以上，卫气渐衰。"故五十岁以上为老人。《灵枢·卫气行》篇云："卫气之行，一日一夜五十周于身，昼日行于阳二十五周，夜行于阴二十五周。周于五脏。"在这个过程中，卫气行于阳时候，每一周都要交会足少阴肾经一次，盖因卫是阳气，交会足少阴肾经一次，才会取得阴精的支持，不然阳气会因卫气不停地消耗而枯竭，阳气须阴精的支持，此即《内经》"阳根于阴"之谓。同理，"夜行于阴二十五周，周于五脏"，是"其始入阴，常从足少阴注于肾"，"周于五脏"之后，"复注于肾为周"，揭示的"夜行于阴""周于五脏"，仍是肾精的支持。由此可见，卫气的盛衰，当是肾气的盛衰。《素问·上古天真论》有"男子""五八，肾气衰""七八""精少，肾脏衰，形体皆极"之述。"五八"示人四十岁，"七八"，示人五十六岁，此亦示"人年五十已上为老"之由也。《素问·金匮真言论》云："北方黑色，入通于肾，开窍于二阴，藏精于肾"。故《素问·水热穴论》云："肾者，胃之关也。"故肾气虚，则关门不利，而有"老人二便不禁"之候，即肾气不固则小便失禁；命关火衰，火不生土，关门不利，而大便失禁。故"老人二便不禁"，当属中医虚劳范畴。神阙乃元神出入之神阙，且又为任脉经之要穴，有益肾元、健脾胃之功。故"老人二便不禁"《黄帝灸法》有"脐下灸"之施。《针灸大成》有灸脐治病法，用之则"诸邪不侵，百病不入，长生耐老，脾胃强壮"。由此可见"神阙灸方"乃主治"虚劳"证之良方。

11. 老人气喘，灸脐下三百壮

此乃《黄帝灸法》言"老人气喘"之治法。

喘证是以呼吸困难，甚则张口抬肩，鼻翼扇动，不能平卧为其特征。本证严重时，不但肺肾俱虚，在孤阳欲脱之时，每易累及于心。盖因心脉

上通于肺，宗气贯心肺而行呼吸，肾脉上络于心，心肾互济，则心脉畅行，且心阳根于命门之火，心阳衰败，则脉运无力，此即喘必见胸闷气短之候之由。故肺肾俱虚乃虚喘之因也。对此，《问斋医案》记云："肺为气之主，肾乃气之根，肾虚气不归原，肺损气无依附，孤阳浮泛作喘，诚为剥极之候。""剥"，即十二消息卦之剥卦，五阴爻，一阳爻，故为"孤阳"之候。《叶天士医案》记云："老年久嗽，身动则喘，晨起喉舌干燥，夜则溲溺如淋，此肾液已枯，气散失纳，非病也，衰也。"年老之人，肾气必衰，故"老人气喘"，多因肾虚而不能藏纳肺气也。虽说"肺为贮痰之器，脾为生痰之源"，然肾司气化，痰湿不生，则无咳喘之候也。故以补肾为吃紧，虽不治脾肺，而脾肺得荫也。故《灵枢·癫狂》篇云："短气，息短不属，动作气索，补足少阴。"该篇又云："少气，身漯漯也，言吸吸也，骨酸体重，懈惰不能动，补足少阴。"盖因脐下神阙，乃益肾元，补命门之要穴，故"老人气喘"《黄帝灸法》有"神阙灸方"之施。借灸火引领命门真火以煦和，则阳气得扶，阴翳得消，神阙借任脉之精以濡养，则脾肺肾之气得充，而无痰涎壅滞之弊，此即"从阴引阳""从阳引阴"之大法也。由此可见，肾司蒸化开阖，固藏摄纳，必无喘证可作。

12. 久患脚气，灸涌泉穴五十壮

此乃《黄帝灸法》言"久患脚气"之治法。

"脚气"病证名，古名缓风，脚弱，壅疾。系指以两脚软弱无力，脚胫肿满强直，或虽不肿满而缓弱麻木，甚至心胸筑筑悸动，进而危及生命为特征的一种疾病，其名首见于《肘后备急方》，多因外感湿邪风毒，或饮食肥甘厚味，积湿生热，流注腿脚而成。其证先见腿脚麻木，酸痛，软弱无力，或挛急，或肿胀，或萎枯，或发热，进而入腹攻心，小腹不仁，呕吐不食，心悸，胸闷，气喘，神志恍惚，言语错乱等。治宜宣壅逐湿为大法，兼以祛风清热、调行气血等法。

《灵枢·本输》篇云："肾出涌泉，涌泉者，足心也。"故涌泉，乃足少阴肾经之井穴。《灵枢·根结》篇云："少阴根于涌泉，结于廉泉。"脉气所出为根，所归为结。故该篇复云："不知根结，五脏六腑，折关败枢，开阖而走，阴阳大失，不可复取""故能知终始，一言而毕，不知终始，针道成绝"。肾中元阳，为少阳相火之源，《难经》称元阳为"五脏六腑之

本，十二经脉之根，呼吸之门，三焦之原"。君火相火同气相求，故命门之火壮，则心气足，血脉充。否则少阴枢机不利，则脉微细或脉结不通；或命门火衰，肾阳式微，寒湿壅滞而成脚气。故《黄帝灸法》取足少阴肾经之井穴涌泉，施以灸法，今名"涌泉灸方"，尚为通治水病之法也。此即《灵枢·顺气一日分为四时》篇，"病在脏者，取之井"之谓也。

13. 产后血晕，灸中脘五十壮

此乃《黄帝灸法》言"产后血晕"的治法。

"产后血晕"，又称"产后郁冒"，妇科病证名，为妇科产后三大证之一。《金匮要略·妇人产后病脉证治》篇云："新产妇人有三病，一曰病痉，二曰病郁冒，三曰大便难。""郁冒"，是由于产后失血过多，汗出亦多，必致气血两虚，抗病力减，外邪乘虚而入而发病。其证，该篇记云："其脉微弱，呕不能食，大便反坚，但头汗出。所以然者，血虚而厥，厥而必冒，冒家欲解，必头汗出。以血虚下厥，孤阳上出，故头汗出。"《素问·五脏生成》篇云："诸血者，皆属于心。"《素问·调经论》云："心藏神。"《灵枢·九针论》云："心主汗。"盖因新产之妇，血必尽倾，血室空虚，心中之血，前已萌胎，胎下而心血亦与之俱下，心无所养，只依赖几微之气，故有"血虚下厥，孤阳上出""头汗出""郁冒"之候。故其治宜大补气血，断不可单以"晕"治。然血有形难以速生，气无形而易于速发，故补气以生血，尤速于补血以生血。故《黄帝灸法》有"灸中脘"之施。《甲乙经》云："中脘，一名太仓，胃募也，在上脘下一寸，居心蔽骨与脐之中。手太阳、少阳，足阳明所生，任脉所会。"其故为回阳九穴之一，而有治厥逆之功，且以其健脾和胃，培补后天化生气血之功，故为治疗"血虚下厥，孤阳上出"证之良穴。加之任脉多次与手足三阴及阴维脉交会，能总任一身之阴经，其脉起于胞中，有补益气血、任养胞宫之用，而中脘乃任脉经之穴，施以灸法，则阳气得扶，阴血得补，则"郁冒"之候得解。

14. 暑月腹痛，灸脐下三十壮

此乃《黄帝灸法》言"暑月腹痛"的治法。

"暑"是夏季的主气，乃火热所化，故《素问·五运行大论》云："其在天为热，在地为火""其性为暑"。暑邪致病有明显的季节性，主要发生夏至以后，立秋以前，所以《素问·热论》有云："先夏至日者为病温，后夏至日者为病暑。"于是"暑月"，系指夏暑季节。"腹痛"，系指腹部胃脘以下脐的两旁及耻骨以上部位发生的疼痛者。"暑月腹痛"，系指夏暑季节，感受暑邪而致腹痛。对此，《张氏医通》记云："感暑而痛，或泻利并作。"暑多并湿，暑为阳邪，湿为阴邪，故夏令暑湿之邪，搏于肠胃，与肠胃中水谷相互混杂，暑湿之邪不得发越，食饮不得运化，气机逆乱，致腹痛、泻利。故其治当清暑利湿，辟秽化浊。故《黄帝灸法》有"灸神阙"之术，以成"保扶阳气，消尽阴翳"，则暑湿之邪得除，而病臻痊可。盖因脐为元神出入之阙庭，且脐在胚胎发育过程中，为腹壁最后的闭合处，在《易》学中被称为太极的脐点，具扶阳育阴之功。

15. 鬼邪着人，灸巨阙五十壮、脐下三百壮

此乃《黄帝灸法》言"鬼邪着人"的治法。

《灵枢·大惑论》云："心者，神之舍也。"《灵枢·邪客》篇云："心者，五脏六腑之大主也，精神之所舍也。"《素问·上古天真论》云："精神内守，病安从来。"故《灵枢·天年》篇有"失神者死，得神者生"之论。"鬼邪着人"，或称"邪祟着人"，多因元气虚弱，忧恐太过，损伤心气，故有神不守舍之状，或如《金匮要略》之"百合病"，心肺阴虚内热，症见"如有神灵"作祟。诚如胡珏注云："邪祟乌能着人，人自着之耳。"

巨者，巨大；阙者，宫门也。巨阙，此心之募穴，若心气出入之宫门，故名。《甲乙经》云："巨阙，心募也""任脉气所发"。由此可知，巨阙为心之募穴，内应腹膜，上应膈肌，为胸腹之交关，清浊之格界，具宽胸快膈，除痰化湿，通达心肺之气之功，故为治心胸、胃脘不适，以及惊悸、癫狂诸候。从而《黄帝灸法》有"巨阙灸方"，以治"鬼邪着人"之候。鉴于神阙有益肾元，健脾胃，补气血，和阴阳之功，故加用"神阙灸"，即脐下灸方，则功力倍增，名"二阙神灸方"。

16. 妇人脐下或下部出脓水，灸脐下三百壮

此乃《黄帝灸法》言"妇人脐下或下部出脓水"的治法。

盖因脐为神阙穴，上脾下肾，故不可有伤。《窦材心书·中卷》有"脐中及下部出脓水"之候，对此证致病之由，认为此由真气虚脱，冲任之血不行，化为脓水，或从脐中，或从阴中，淋沥而下。其并云："不治

即死。"其治，窦材以"灸石门穴二百壮"为法，今视此证，当行"神阙灸法"，以神阙补脾肾，调冲任，益气养血，施以灸法，护扶阳气，消除脓水湿浊之"阴翳"。石门乃任脉经之腧穴，又为手少阳三焦经之募穴，具益元荣任，通达三焦，清利湿热，理气导滞之功，而又为主治泌尿生殖系统疾病之要穴。故可加施"石门灸方。"

17. 妇人无故风搐发昏，灸中脘五十壮

此乃《黄帝灸法》言"妇人无故风搐发昏"的治法。

"妇人无故风搐发昏"，实不明原因而病作，非"无故"也。必因风而发搐搦、瘈疭。故《素问·至真要大论》有"诸风掉眩，皆属于肝"，"诸热瞀瘈，皆属于火"之论。故或肝风内动，或热极生风。而妇人之昏眩搐搦者，多因素体血虚，或因素体脾虚，运化失司，化源不足。血虚不能上荣髓海而发眩晕；血虚不能旁荣四肢而发搐搦。此即"血虚生风"之谓也。故有"中脘灸方"之施。任有担任、任受之意，其脉多次与手足三阴经及阴维交会，能总任一身之阴经，故任脉有"阴脉之海"之誉。盖因中脘乃任脉经之腧穴，且中脘又为胃之募穴、腑之会穴，具培补后天之本之功，俾气血生化之源足，则髓海得养，营卫得和，四肢得濡，而无"血虚生风"之虞，则眩晕、瘈疭、搐搦之证得解。

18. 久患伛偻不伸，灸脐俞一百壮

此乃《黄帝灸法》言"久患伛偻不伸"的治法。

《甲乙经》云："腰俞，一名背解，一名髓空，一名腰户""督脉气所发""腰以下至足清不仁，不可以坐起，尻不举，腰俞主之"。《针灸大全》谓其治"腰背强不能俯仰"。《神灸经论》谓灸腰俞可治"腰痛不可俯仰"之候。脐俞，又名腰俞、腰户，乃腰肾精气所输注之处，又为督脉气所发之部，而有益元荣督，强筋健骨，舒经通络，强健腰脊之功，故可愈"久患伛偻不伸"之候。

19. 鬼魇着人昏闷，灸前顶穴五十壮

此乃《黄帝灸法》言"鬼魇着人昏闷"的治法。

"鬼魇"古谓人卧，魂魄外出，鬼邪乘而魇之。即梦中觉有什么东西压住胸部不能动弹之候。《灵枢·本神》篇云："肝藏血，血舍魂""肺藏气，气舍魄""心藏脉，脉舍神"。《素问·八正神明论》云："血气者，

人之神。"《灵枢·邪客》篇云:"心者,五脏六腑之大主也,精神之所舍也。"故"鬼魇"之候,多发于体弱之人,即脏腑功能不足,气血亏虚,则无以"御精神,收魂魄",故魂魄外出,脉运不畅,则神不守舍,而发"昏闷"之候。此即《素问·移精变气论》"得神者昌,失神者亡"之理也。《素问·上古天真论》云:"精神内守,病安从来。"故《黄帝灸法》有"灸前顶五十壮"之治。盖因前顶为督脉经气集聚之处,有益元荣髓,开窍醒神之功,故灸之,则心神得安,魂魄守舍,而无"鬼魇着人"之候。为成《素问·上古天真论》"形体不敝,精神不散,亦可以百数"之效,求得长治久安,尝须施以窦材之法。"常灸关元、气海、命关、中脘","虽未得长生,亦可保百岁年寿矣"。

20. 妇人半产,久则成虚劳水肿,急灸脐下三百壮

此乃《黄帝灸法》言"妇人半产,久则成虚劳水肿"的治法。

妊娠12周内,胚胎自然殒堕者,称为"堕胎",妊娠12~28周内,胎儿已成形而自然殒堕者,称"小产",最早的医学文献《金匮要略》,在《妇人妊娠病脉证并治》篇称"半产"。现代医学称"早期流产""晚期流产"或"早产"。造成"堕胎"或"半产"之由,多因禀赋不足,肾气亏虚,胎元不实;或脾胃虚弱,化源不足,精亏血少;或房室不节,暗损精血,虚则提摄不固,灌溉不周,致冲任虚损,胎失荣系而致殒堕。加之胎堕后未行调治,则发"虚劳、水肿"之候。"虚劳"又称虚损,乃先后天俱不足之候,故见气血不足、精神困惫之证。其治当以补脾肾为要,补脾必本于阳气,补肾必本于阴气。故有"灸脐下三百壮"之术;"水肿",系指体内水液潴留,泛滥肌肤,而致水肿。其因多由肾失蒸腾,脾失健运,肺失宣发肃降,三焦、膀胱气化失司所致。故有"灸脐下三百壮"之术。至于"神阙灸方"之作用机理,可见"男妇虚劳,灸脐下三百壮"及"男妇水肿,灸脐下五百壮"条之解。

21. 死脉及恶脉见,急灸脐下五百壮

此乃《黄帝灸法》言"死脉及恶脉见"的治法。

"死脉"指脉象无神、无根、无胃气者,多见于疾病后期,脏腑之气衰竭,胃气衰绝之际,又称真脏脉、败脉、绝脉。如《素问·平人气象论》有"死肝脉来,急益劲,如新张弓弦,曰肝死""死心脉来,前曲后

居，如操带钩，曰心死""死脾脉来，锐坚如乌之喙，如鸟之距，如屋之漏，如水之流，曰脾死""死肺脉来，如物之浮，如风吹毛，曰肺死""死肾脉来，发如夺索，辟辟如弹石，曰肾死"。他如《素问·玉机真脏论》有"真肝脉至""真心脉至""真脾脉至""真肺脉至""真肾脉至""乃死"的记述。再如《难经·十四难》云："至之脉，一呼五至曰死""三呼一至曰死""脉来一呼六至，一吸六至为死脉也"。"恶脉"一词，首见于《肘后备急方》，原指春冬之恶风入于脉络，以致血瘀而发。症见肢体赤脉隆起，如蚯蚓状。今多指现代医学之血栓性静脉炎。其治前者宜"保扶阳气""消尽阴翳"，后者重在益气养血，活血通脉。"死脉""恶脉"见，"急灸脐下五百壮"，即"神阙灸法"。在"虚劳"一节，已表述了该法之作用机理，即神阙乃任脉经之腧穴，任脉乃阴脉之海，神阙乃元神出入之庭阙，有益肾荣任、调和营卫、补益气血、通脉导滞之功，加之施以灸法，则"保扶阳气""消尽阴翳""养血通脉"之功大增，故"急灸脐下五百壮"，则"死脉""恶脉"之证，有望可解。故此法为胸痹、脉痹之治方，且对现代医学之冠心病、风心病、肺心病及血栓性脉管炎也有很好的疗效。

22. 妇人产后腹胀水肿，灸命关百壮、脐下三百壮

此乃《黄帝灸法》言"妇人产后腹胀水肿"的治法。

妇人素体虚弱，或肾元不足，或脾肺气虚，多因产时耗气伤血，脾脏之气益虚。若脾失健运，则痰湿内生，胃失受纳腐熟，则食滞胃肠，均可导致腹胀。若脾失健运，肺失宣发肃降，肾失气化，则水湿浸淫肌肤发为水肿。"命关"，即脾经之食窦穴，以其为足太阴脉气所发之处，故有健脾益气之功。窦材谓其"能接脾脏真气，治三十二种脾病""一切大病属脾者并皆治之"，故为腹胀水肿之治穴，名"命关灸方"。"脐下"即神阙穴，乃任脉经之穴，穴居脐之中心，内为元神出入之庭阙，具益元荣任、扶阳益阴，健脾和胃，渗湿利水之功，故为腹胀水肿之治穴，加之施以灸法，名"神阙灸方"，则"扶阳气、消阴翳"之功倍增。

23. 肾虚面黑色，灸脐下五百壮

此乃《黄帝灸法》言"肾虚面黑"的治法。

《素问·六节藏象论》云："肾者，主蛰封藏之本，精之处也""为阴

中之少阴，通于冬气"。《素问·逆调论》云："肾者水脏，主津液。"由此可知，肾具有贮存、封藏精气的生理功能。精，是构成人体和维持人体生命活动的基本物质，故《素问·金匮真言论》云："夫精者，身之本也。"人体之精，有广义、狭义之分。狭义之精，系指生殖之精，其中包括禀受父母生殖之精，故《灵枢·本神》篇云："故生之来谓之精。"广义的精，是指人身一切精微物质，如机体的气血、津液，以及从饮食中吸收的水谷精微，即后天之精。所以，肾精包括先天之精和后之精两部分。肾虚，又称肾亏。因肾为先天之本，内藏真阴真阳，只宜固藏，不宜泄，若因禀赋不足，或劳倦过度，或房室不节，或生殖过多，或久病失养，损伤精气，而发本病。《灵枢·邪气脏腑病形》篇云："诸阳之会，皆在于面""其气之津液皆上熏于面"。《素问·金匮真言论》云："北方黑色，入通于肾。"由此可知，黑色配属五行属肾，为正常之肤色。《素问·脉要精微论》云："夫精明五色者，气之华也。"《素问·五脏生成》篇云："五脏之气""黑如炲者死""黑如乌羽者生"。意谓面色呈黎黑有光泽，表示肾脏精气充足，则为健康之色；"炲"，通"炱"，烟气凝积而成的黑灰，俗称"烟子"。若面色如"黑灰"，表示肾精亏损，即肾虚，则为病色。是故肾虚之面黑，当是"黑如炲者"。虽肾虚有阴虚、阳虚之别，而面色"如炲"，乃肾中元阳不充则气不能上熏于面，元精不足，则不能上泽于面，此乃肾元皆不足之候。任脉经之腧穴，有任养之功，神阙为元神出入之庭阙，有扶阳益阴，益元荣任之功，故施以灸法，为"肾虚面黑"之良方。

24. 呕吐不食，灸中脘五十壮

此乃《黄帝灸法》言"呕吐不食"的治法。

"呕吐"一证，多因胃失和降，气逆于上而引起的一种病证。前人以有物无声谓之吐，无物有声谓之哕，有物有声谓之呕。最早的文献，首见于《内经》，且论述甚详。《素问·六元正纪大论》云："火郁之发，民病呕逆。"又云："少阳之至为呕涌。"《素问·至真要大论》云："太阴之复，湿变乃举""饮食不化""呕而密默，唾吐清液"。又云："诸呕吐酸，暴注下迫，皆属于热。"《素问·脉解》篇云："所谓食则呕者，物盛满而上逆，故呕也。"《灵枢·四时气》篇云："邪在胆，逆在胃，胆液泄，则口苦，胃气逆，则口苦。"综上所述，呕吐之因，有寒气、火热、湿浊、伤食及肝胆之气犯胃所致。胃气以通为利，以降为顺。胃气上逆则呕吐，胃失和降则不能食。故不论何种致病因素，胃气失其和降是其主病机，故其治之大要是和胃降逆。募穴是五脏六腑之气汇集于胸腹部的部位，并与所属的脏腑关系密切，若某一脏发生病变时，常在所属的募穴处发生异常，故该脏发病可取其募穴。中脘，为胃之募穴，又为腑之会穴，乃任脉与手太阳、少阳，足阳明经交会穴，为回阳救逆穴之一，中脘具较强的健脾和胃，降逆和中，理气导滞之功，故可治"呕吐不食"之候，《黄帝灸法》有"灸中脘五十壮"之施，今名之曰"中脘灸方"。

25. 妇人产后热不退，恐渐成痨瘵，急灸脐下三百壮

此乃《黄帝灸法》言"妇人产后热不退，恐渐成痨瘵"的治法。

"妇人产后发热"一证，多指产褥期以发热为主要证候的疾病。盖因产后失血和疲劳，使产妇处于阴血骤虚，阳无所依，致阳气浮越于外，营卫失和而发热。对此，《金匮要略·妇人产后病脉证治》篇记有"产后七八日""不大便，烦躁发热"者；有"产后风续续数十日不解，头微痛，恶寒，时时有热"者；有"产后中风，发热"者；有"妇人在草蓐，自发露得风，四肢苦烦热"者。论其病因，《医宗金鉴·妇科心法要诀》论述甚详，指出"产后发热之故，非指一端"，可由外感、瘀血、血虚、伤食、蒸乳所致。痨瘵，又称劳瘵、肺劳，指感受痨虫而导致的各种疾患，包括现代医学之肺结核病。《素问·评热病论》云："邪之所凑，其气必虚。"《灵枢·口问》篇云："故邪之所在，皆为不足。"故有"急灸脐下三百壮"之施，俾产后之热得解，正气得复，必无痨瘵之成。不论是何因而致产后发热，扶正达邪乃正治之法。脐下神阙，乃任脉经之腧穴，有益肾荣任、和营卫、补气血之功，故可疗虚损。《针灸大成》有灸脐治病法，用之则"诸邪不侵，百病不入，长生耐老，脾胃强壮"。故产后或阳虚发热，或阴虚发热，灸神阙则营卫和而发热之证得除。《素问·通评虚实论》有云："乳子而病热""手足温则生，寒则死"。故灸神阙，以其"扶持阳气"之功，以增和营卫、益气血之效。

二、扁鹊灸法

《扁鹊心书·扁鹊灸法》记云：

命关二穴在胁下宛中，举臂取之，对中脘向乳三角取之。此穴属脾，又名食窦穴，能接脾脏真气，治三十六种脾病。凡诸病困重，尚有一毫真气，灸此穴二三百壮，能保固不死。一切大病属脾者并皆治之。盖脾为五脏之母，后天之本，属土，生长万物者也。若脾气在，虽病甚不至死，此法试之极验。

肾俞二穴在十四椎两旁各开一寸五分。凡一切大病于此灸二三百壮。盖肾为一身之根蒂，先天之真源，本牢则不死，又治中风失音，手足不遂，大风癞疾。

三里二穴在膝眼下三寸，䯒骨外筋内宛中，举足取之。治两目眈眈不能视远及腰膝沉重，行步乏力。

承山二穴，在腿肚下，挺脚指取之。治脚气重，行步少力。

涌泉二穴，在足心宛宛中。治远年脚气肿痛，或脚心连胫骨痛，或下粗腿肿，沉重少力，可灸此穴五十壮。

脑空二穴，在耳尖角上，排三指尽处。治偏头痛、眼欲失明，灸此穴七壮自愈。

目明二穴，在口面骨二瞳子上，入发际。治太阳连脑痛，灸三十壮。

腰俞二穴，在脊骨二十一椎下。治久患风腰痛，灸五十壮。

前顶二穴，在鼻上，入发际三寸五分。治颠顶痛，两眼失明。"

由此可知，《扁鹊灸法》是以穴位应用为纲，以灸方为条目，来阐明穴位之治疗范围。计有九法，即命关、肾俞、三里、承山、涌泉、脑空、目明、腰俞、前顶诸穴之灸，验之临床，确有卓效。现解读如下：

1. 命关灸法

"命关二穴在胁下宛中，举臂取之，对中脘向乳三角取之。此穴属脾，又名食窦穴，能接脾脏真气，治三十六种脾病。凡诸病困重，尚有一毫真气，灸此穴二三百壮，能保固不死。一切大病属脾者并皆治之。盖脾为五脏之母，后天之本，属土，生长万物者也。若脾气在，虽病甚不至死，此法试之极验。"

此乃《扁鹊灸法》言"命关"的主治范围和作用机理。

盖因"脾为五脏之母，后天之本，属土，生长万物者也"，故窦材谓食窦"能接脾脏真气，治三十六种脾病"，继而谓"若脾气在，虽病甚不至死"，故名食窦穴为"命关"。《甲乙经》云食窦为"足太阴脉气所发"之处，以其健脾益气，已成气血生化之源之功，而有培补后天之本之效，加施以灸法，共成"保扶阳气""消尽阴翳"之勋，故为虚损病及慢性疾病之常用穴，施以灸法，名"命关灸法"。故在《须识扶阳》篇中，有"人无病时，常灸关元、气海、命关、中脘""虽未得长生，亦可保百余年寿"之论。诸穴合用，今名"扶阳灸方"。

2. 肾俞灸法

"肾俞二穴在十四椎两旁各开一寸五分。凡一切大病于此灸二三百壮。盖肾为一身之根蒂，先天之真源，本牢则不死，又治中风失音，手足不遂，大风癞疾。"

此乃《扁鹊灸法》言"肾俞"的主治范围及作用机理。

肾的主要生理功能是藏精、主水和纳气。对人体的生长发育与生殖有着重要的作用，同时是人体全身阴阳的根本，故有先天之本之誉。

《素问·六节藏象论》云："肾者主蛰，封藏之本，精之处也。"《素问·上古天真论》云："肾者主水，受五脏六腑之精而藏之。"《素问·逆调论》云："肾者水脏，主津液。"又云："肾者水也，而生于骨，肾不生则髓不能满。"《素问·平人气象论》云："脏真下于肾，肾藏骨髓之气也。"上述经文均表述了肾主藏精，肾主骨生髓，"肾者水脏，主津液"及《灵枢·本神》"生之来，谓之精"先天之本的功能。《素问·上古天真论》云："女子""二七而天癸至，任脉通，太冲脉盛，月事以时下，故有子""丈夫""二八，肾气盛，天癸至，精气溢泻，阴阳和，故能有子"。这表述了肾有促进机体生长、发育和生殖的功能，而这些功能，是肾中精气，又称肾元，即肾阳肾阴来实现的。肾阳肾阴是人体之本，与其他四脏有密切的联系。如肾中命门之火称相火，与心之君火同气相求；如肾阳充则脾阳健，乃火旺土健之谓；肾与肺，乃金水相滋之谓；肾属水，肝属木，此水生木之滋，若肾阴足，则肝阴必足，此水足肝柔之谓；肾属水，肺属金，金生水，此乃金水相生之谓。故因"肺为气之主，肾为气之根"。故若肾虚，而肾主纳气之功失司，则肺主宣发肃降功能失调，而发喘证。他如《素问·水热论》云："肾者胃之关也。"《素问·金匮真言论》云："北方黑色，入通于肾，开窍于二阴。"《灵枢·经筋》篇云："足少阴之筋""并太阴之筋，而上循阴股，结于阴器"。《灵枢·五阅五使》篇云："耳者，肾之官也。"《灵枢·九针论》云："肾主唾。"鉴于此，肾气亏虚，尚会发生二阴、阴器、耳、胃诸器官功能失常。

肾俞，乃足太阳膀胱经之腧穴，《灵枢·卫气》篇称该穴为"足少阴本"。盖因肾俞内应肾脏，为肾气输注于背部之处，故具益元荣肾，和营卫，益督脉，强筋骨之功。《扁鹊灸法》以"肾为一身之根蒂，先天之真源"，而灸肾俞二三百壮，以治中风失音、手足不遂、大风癞疾诸候。"中风失音"，即中风不语，语言不利之候，灸肾俞乃适用肾虚精气不能上承，故发音暗失语。癞，亦作"疠"，疠风之简称。"大风癞疾"，即疠风，俗称"麻风"。《素问·长刺节论》云："病大风，骨节重，须眉堕，名曰大风。"《素问·风论》云："风寒客于脉而不去，名曰疠风""疠者，有荣气热胕，其气不清，故使鼻柱坏而色败，皮肤疡溃"。"胕"，通"腐"。此证多因气血损伤，腠理不固，外邪侵入，以致与卫气相搏，湿热相并，血随火化，营卫之气因热腐坏，而成斯疾。若眉毛先落者，毒在肺也；而发紫疱者，毒在肝也；脚底先痛或穿者，毒在肾也；遍身如癣者，毒在脾也；目先损者，毒在心也。灸肾俞，乃"扶持阳气""消尽阴翳"之施，俾精血充，气血足，营卫和，而湿毒得除，尚可愈病。

3. 三里灸法

"三里二穴在膝眼下三寸，胻骨外筋内宛中，举足取之。治两目晾晾不能视远及腰膝沉重，行步乏力。"

此乃"扁鹊灸法"言"足三里"的主治范围。

目晾晾，症见眼睛昏花，视物不清之候。语出《内经》。《灵枢·经脉》篇云："足少阴之脉""是动""目晾晾如无所见"。此证乃肾水亏，肝血弱之候。《灵枢·大惑论》云："目者，五脏六腑之精也，营卫魂魄之所常营也，神气所生也。"又云："五脏六腑之精气，皆上注于目而为之精。"故五脏六腑之精充，则目明有神。《灵枢·五味》篇云："胃者，五脏六腑之海也，水谷皆入于胃，五脏六腑皆禀气于胃。"《素问·五脏别论》云："胃者，水谷之海，六腑之大源也。五味入口，藏于胃，以养五脏气。"《灵枢·玉版》篇云："人之所受气者，谷也。谷之所注者，胃也。胃者，水谷气血之海也。"此即胃为气血生化之源，与脾同为后天之本也。足三里为足阳明胃经之合土穴，具健脾胃，补中气，调气血，通经络之功，对其施以灸法，俾水谷之精微上贯目睛，肾精肝血得以濡目，则"目眽眽不能远视"之候得解。

《素问·脉要精微论》云："腰者，肾之府。"《灵枢·经脉》篇云："足少阴之别""下外贯腰脊"。《素问·骨空论》云："督脉者""夹脊抵腰中"。上述经文表述了腰为肾之外府，督脉为肾之外垣。《素问·脉要精微论》云："膝者筋之府。"《素问·平人气象论》云："脏真散于肝，肝藏筋膜之气也。"《素问·阴阳应象大论》云："肝生筋"。故"腰膝沉重，行步乏力"多因肾精肝血亏虚，腰膝之筋骨失荣而致。盖因足三里有健脾胃，调气血之功，故有"养五脏气"之功，于是肾精肝血之源足，则筋骨得濡，腰膝得养，则腰膝强健，行步轻捷。对其施以灸法，则阳气得扶，阴翳得除，气血得充，筋骨得养，既无"腰膝沉重"之候，又无血虚寒凝之证。

4. 承山灸法

"承山二穴，在腿肚下，挺脚指取之。治脚气重，行步少力。"

此乃《扁鹊灸法》言"承山"的主治范围。

"脚指"系指脚趾。"脚气"，古名缓风、脚弱、壅疾，是指两脚软弱无力，脚胫肿满强直，或虽不肿满而缓弱麻木，甚至心胸筑筑悸动，进而危及生命之候。究其因，此证在北方多因过食酒肉肥甘之物，湿热蕴结下流足胫所致；在南方多因地气卑湿，或房劳冲冒雨季，寒湿袭于足胫所致。其治当宣壅逐湿为法。承山乃足太阳经之腧穴，具敷布津液，通达阳气，疏经通络，强筋缓急之功，加之灸法有"扶持阳气""消尽阴翳"之效，故承山灸法为"脚气重，行步少力"之候良方效法。

5. 涌泉灸法

"涌泉二穴，在足心宛宛中。治远年脚气肿痛，或脚心连胫骨痛，或下粗腿肿，沉重少力，可灸此穴五十壮。"

此乃《扁鹊灸法》言"涌泉"的主治范围。

此法亦为灸治脚气之法，然较之"承山灸法"之适应证，本法之症尤重。其一是"远年脚气肿痛"，其二是"脚心连胫骨痛"。"承山灸法"重在疏经通络而祛湿毒。鉴于"肾者，水脏，主津液"（《素问·逆调论》），"肾合骨也"（《素问·五脏生成》），故肾虚，肾气失于蒸化，肾精失于荣骨，而脚气经年失治，而见脚气连骨痛、"下粗腿肿，沉重少力"之候。《灵枢·顺气一日分为四时》篇云："病在脏者，取之井。"涌泉，为足少阴肾经之井穴，有激发、鼓舞肾的气化功能，而除水湿之邪，同时涌泉又为肾经之根穴，故又有补益肾元，密骨荣髓之效，加之施行灸术，今名"涌泉灸法"，以增"扶持阳气""消尽阴翳"、荣骨髓、消骨痛之效。

6. 脑空灸法

"脑空二穴，在耳尖角上，排三指尽处。治偏头痛、眼欲失明，灸此穴七壮自愈。"

此乃《扁鹊灸法》言"脑空"的主治范围。

"偏头痛"，又称偏头风，指头痛偏于一侧者。头之侧乃足少阳胆经循行之部位，盖因患者素有痰湿，加之邪风内袭，久则郁热为火，风火夹痰湿上犯清窍，络脉痹阻而发头痛。因"足少阳之脉起于目锐眦，上抵头角""是主骨所生病者"，故"头痛""目锐眦痛"失治，可继发"眼欲失明"之候。若外有赤痛泪涩，必生外障；内有昏渺眩晕，必生内障。脑空为足少阳胆经之腧穴，因其具清脑通窍之功，故名"脑空"，又因其为足少阳胆经与阳维脉之交会穴，具调达枢机，疏泄肝胆，清利头目之功，施以灸法，名"脑空灸法"，为治疗痰湿、风火之邪上犯头目，而发偏头痛、眼欲失明之疾之良法。

尝有肾精肝阴不足，不能上荣头目，亦可致该病，当佐以灸命关、肾俞、膏肓俞诸穴。

7. 目明灸法

"目明二穴，在口面骨二瞳子上，入发际。治太阳连脑痛，灸三十壮。"

此乃《扁鹊灸法》言"目明"的主治范围。

目明穴，即足少阳胆经之目窗穴，该穴位于眼睛上方，如眼目之窗，故名目窗，能治目疾，故名目明。若少阳枢机不利，清窍失濡而发头痛、目痛、目涩，可取目窗，名"目明灸法"。本穴尝为足少阳胆经、阳维脉交会穴，《难经》谓"阳维起于诸阳会也""阳维维于阳"，具和解少阳、畅通阳脉、调达气机、清利头目之功，故为三阳经血气运行不畅，清窍失濡而发头痛之治穴。此即灸目窗，可施治"太阳连脑痛"及"偏头痛、眼欲失明"之由也。

8. 腰俞灸法

"腰俞二穴，在脊骨二十一椎下。治久患风腰痛，灸五十壮。"

此乃《扁鹊灸法》言"腰俞"的主治范围。

腰痛，是指以腰部疼痛为主要症状的一类疾病。大凡正经、奇经、别络等经络发生病变，均可发生腰痛，故《素问》有《刺腰痛》专篇。如《素问·刺腰痛》篇云："腰者，肾之府，转摇不能，肾将惫矣。"故肾虚，肾之外府失养，肾络痹阻是腰痛发病的主要病机。该篇尚有"太阳之脉""解脉"（足太阳的分支）、"同阴之脉"（足少阳经之别络）、"阴维之脉""冲络之脉"（带脉）、"会阴之脉"（足太阳之中经）、"直阳之脉"（足太阳经的一段经脉）、"飞扬之脉"（足太阳经之别络）、"昌阳之脉"（足少阴肾经之别称）、"散脉"（足太阴经之别络）、"肉里之脉"（少阳所生，阳维脉所发）诸脉，皆可因经络痹阻而发腰痛。《素问·奇病论》云："胞络者，系于肾。"《灵枢·五音五味》篇云："冲脉、任脉皆起于胞中，上循脊里，为经络之海。"《灵枢·经别》篇云："足少阴正""上至肾，当十四椎，出属带脉"。《素问·骨空论》云："督脉者""至少阴与巨阳中络者""贯脊属肾"。督脉为阳脉之海，任脉为阴脉之海。故调补任督而通经络，益肾填精而荣肾府，是腰痛扶本之治。腰俞乃督脉经之腧穴，为腰肾之精气所过之处，故名，且因其具益肾荣督、强筋健骨、通经活络之功，乃为治腰痛之要穴。不论正虚或邪实，皆可用之。施以灸法，名"腰俞灸法"，以温经通阳之功，内可俾血气畅行，外可发散风寒湿邪，乃寓攻于补之法也。故《扁鹊心书·扁鹊灸法》有"治久患风腰痛，灸五十壮"之记。

9. 前顶灸法

"前顶二穴，在鼻上，入发际三寸五分，治颠顶痛，两眼失明。"

此乃《扁鹊灸法》言"前顶"的主治范围。

《素问·骨空论》云："督脉者""至少阴与巨阳中络者，合少阴上股内后廉，贯脊属肾，与足太阳起于目锐眦，上额交颠上，入脑络。"《灵枢·经脉》篇云："足太阳之脉，起于目内眦，上额交颠""其直者，从颠入络脑"。由此可知，人之颠顶，乃督脉、足太阳脉所过处。若二经之经脉运行不畅，必造成脑络痹阻而发颠顶痛，且因足太阳膀胱经起于目内眦，而督脉经交足太阳于目锐眦，必因二经之脉痹阻，精血津液不能上濡于头目，而发生头痛失明之候。前顶乃足太阳经、督脉经气集聚于百会之前之处，内为元神居处之府，故有益肾荣脑、通达气机、填精濡目、畅通经络之功，故施以灸法，名"前顶灸法"，可用于"颠顶痛，两眼失明"之候。

"前顶二穴"一词费解，盖因督脉与任脉均位人体正中线，故穴均为单数，当书"前顶一穴"。

三、窦材灸法

《扁鹊心书·窦材灸法》记云：

中风半身不遂，语言謇涩，乃肾气虚损也，灸关元五百壮。

伤寒少阴证，六脉缓大，过昏睡自语，身重如山，或生黑靥、噫气、吐痰、腹胀、足指冷过节，急灸关元三百壮可保。

伤寒太阴证，身凉足冷过节，六脉弦紧，发黄紫斑，多吐涎沫，发燥热，噫气，急灸关元、命关各三百壮。

伤寒惟此二证害人甚速，仲景只以舌干口燥为少阴，腹满自利为太阴，余皆归入阳证条中，故致害人。然此二证若不早灸关元以救肾气，灸命关以固脾气，则难保性命。盖脾肾为人一身之根蒂，不可不蚤图也。

脑疽发背，诸般疔疮恶毒，须灸关元三百壮以保肾气。

急喉痹、颐粗、颌肿、水谷不下，此乃胃气虚风寒客肺也，灸天突穴五十壮。

虚劳咳嗽潮热，咯血吐血六脉弦紧，此乃肾气损而欲脱也，急灸关元三百壮。

水肿膨胀，小便不通，气喘不卧，此乃脾气大损也，急灸命关二百壮，以救脾气，再灸关元三百壮，以扶肾水，自运消矣。

脾泄注下，乃脾肾气损，二三日能损人性命，亦灸命关、关元各二百壮。

休息痢下五色脓者，乃脾气损也，半月间则损人性命，亦灸命关、关元各三百壮。

霍乱吐泻，乃冷物伤胃，灸中脘五十壮，若四肢厥冷、六脉微细者，其阳欲脱也，急灸关元三百壮。

疟疾乃冷物积滞而成，不过十日、半月自愈。若延绵不绝乃成脾疟，气虚也，久则元气脱尽而死，灸中脘及左命关各百壮。

黄疸眼目及遍身皆黄，小便赤色，乃冷物伤脾所致，灸左命关一百壮，忌服凉药。若兼黑疸乃房劳伤肾，再灸命关三百壮。

番胃，食已即吐，乃饮食失节，脾气损也，灸命关三百壮。

尸厥不省人事却，又名气厥，灸中脘五十壮。

风狂妄语，乃心气不足，为风邪客于包络也，灸巨阙穴七十壮，再灸三里五十壮。

胁痛不止，乃饮食伤脾，灸左命关一百壮。

两胁连心痛乃恚怒伤肝脾肾三经，灸左命关二百壮、关元三百壮。

肺寒胸膈胀，时吐酸，逆气上攻，食已作饱，困倦无力，口中如含冰雪，此名冷劳，又名膏肓病。乃冷物伤肺，反服凉药，损其肺气，灸中府二穴各二百壮。

咳嗽病，因形寒饮冷，冰消肺气，灸天突穴五十壮。

久嗽不止，灸肺俞二穴各五十壮即止。若伤寒后或中年久嗽不止，恐成虚劳，当灸关元三百壮。

疬风因卧风湿地处，受其毒气，中于五脏，令人面目庞起如黑云，或遍身如锥刺，或两手顽麻，灸五脏俞穴。先灸肺俞，次心俞、脾俞，再灸肝俞、肾俞，各五十壮，周而复始，病愈为度。

暑月发燥热，乃冷物伤脾胃肾气所致，灸命关二百壮，或心膈胀闷作疼，灸左命关五十壮。若作中暑服凉药即死矣。

中风病方书灸百会、肩井、曲池、三里等穴多不效，此非黄帝正法。

灸关元五百壮，百发百中。

中风失音乃肺肾气损，金水不生，灸关元五百壮。

肠澼下血，久不止，此饮食冷物损大肠气也，灸神阙穴三百壮。

虚劳人及老人与病后大便不通，难服利药，灸神阙一百壮自通。

小便下血乃房事劳损肾气，灸关元二百壮。

砂石淋诸药不效，乃肾家虚火所凝也，灸关元三百壮。

上消病日饮水三五升，乃心肺壅热，又吃冷物，伤肺肾之气，灸关元一百壮，可以免死，或春灸气海、秋灸关元三百壮，口生津液。

中消病多食而四支羸瘦，困倦无力，乃脾胃肾虚也，当灸关元五百壮。

腰足不仁，行步少力，乃房劳损肾，以致骨痿，急灸关元五百壮。

昏默不省人事，饮食欲进不进，或卧或不卧，或行或不行，莫知病之所在，乃思虑太过，耗伤心血故也，灸巨阙五十壮。

脾病致黑色萎黄，饮食不进，灸左命关五十壮，或兼黧色，乃损肾也，再灸关元二百壮。

贼风入耳，口眼歪斜，随左右灸地仓五十壮，或二七壮。

耳轮焦枯，面色渐黑，乃肾劳也，灸关元五百壮。

中年以上之人，口干舌燥，乃肾水不生津液也，灸关元三百壮。若误服凉药，必伤脾胃而死。

中年以上之人，腰腿骨节作疼，乃肾气虚惫也，风邪所乘之证，灸关元三百壮。若服辛温除风之药，则肾水愈涸，难救。

腿骱间发赤肿，乃肾气风邪着骨，恐生附骨疽，灸关元二百壮。

老人滑肠困重，乃阳气虚脱，小便不禁，灸神阙三百壮。

老人气喘，乃肾虚气不归海，灸关元二百壮。

老人大便不禁，乃脾肾气衰，灸左命关、关元各二百壮。

两眼昏黑，欲成内障，乃脾肾气虚所致，灸关元三百壮。

瘰病因忧郁伤肝，或食鼠涎之毒而成，于疮头上灸三七壮，以麻油润百花膏涂之，灸疮发过愈。

破伤风，牙关紧急，项背强直，灸关元穴百壮。

寒湿腰痛灸腰俞穴五十壮。

行路忽上膝及腿如锥，乃风湿所袭，于痛处灸三十壮。

脚气少力或顽麻疼痛，灸涌泉穴五十壮。

顽癣浸淫或小儿秃疮，皆汗出入水，湿淫皮毛而致也，于生疮处隔三寸灸三壮，出黄水愈。

凡灸大人，艾炷须如莲子，底阔三分，灸二十壮后却减一分，务要紧实。若灸四肢及小儿，艾炷如苍耳子大。灸头面，艾炷如麦粒子大。其灰以鹅毛扫去，不可口吹。

如癫狂人不可灸，及高粱人怕痛者，先服睡圣散，然后灸之。一服止可灸五十壮，醒后再服、再灸。

综上所述，《窦材灸法》师《黄帝灸法》之体例，以病证为条目，阐述证治要点，继而标明治穴，而成灸法、灸方。计有五十种疾病之灸法，含关元灸、命关灸、天突灸、中脘灸、中府灸、肺俞灸、心俞灸、脾俞灸、肝俞灸、肾俞灸、神阙灸、巨阙灸、地仓灸、腰俞灸、涌泉灸等十五法。验诸临床，现解读如下：

1. 中风半身不遂，语言謇涩，乃肾气虚损，灸关元五百壮

此乃《窦材灸法》言"中风半身不遂，语言謇涩"的证治。

"中风半身不遂"，简称中风，又名卒中、偏枯、大厥、薄厥，是一种起病急骤，症见多端，变化迅速为特征的疾病。此病首见于《内经》且不绝于书。如《灵枢·刺节真邪》篇云："虚邪偏客于身半，其入深，内居营卫，则真气去，邪气独留，发为偏枯。"《素问·生气通天论》云："阳气者，大怒则形气绝，而血菀于上，使人薄厥。"《素问·调经论》云："血之与气并走于上，则为大厥，厥则暴死，气复反则生，不反则死。"《灵枢·九宫八风》篇云："三虚相搏，则为暴病卒死""其有三虚而偏中于邪风，则为击仆偏枯矣"。究中风之由，多因平素气血亏虚，心、肝、肾三脏之阴阳失调，加之忧思恼怒，或饮酒饱食，或房室劳累，或外邪侵袭等诱因，而致气血运行受阻，肌肤失于濡养；或因阴亏于下，肝阳暴涨，阳化风动，血随气逆，夹痰夹火，横窜经隧，蒙蔽清窍，而形成上实下虚，阴阳互不维系的危急证候，多伴有肌肤不仁，口眼歪斜，口角流涎，语言謇涩，半身不遂之候。因其主因是阴虚风动，故其治之大法当育阴息风，平秘阴阳。故窦材有"关元灸法"。

《灵枢·寒热病》篇云："四肢懈惰不收，名体惰，取小腹脐下三结交。三结交者，阳明太阴也，脐下三寸关元也。"盖因关元乃任脉与足太阴脾经、足阳明胃经之交会穴。对此马莳认为："盖本穴为任脉，而足阳明、太阴之脉，亦结于此，故谓之三结交，即脐下三寸之关元穴耳。"人体之形体，借气濡血泽，故气血亏虚，轻则可致四肢懈惰不收，重者可致痿证或中风偏废。鉴于关元乃任脉与足太阴、阳明之会穴，且脾胃为后天之本，气血生化之源，故关元有健脾和胃之功，俾气血生化之源足，可解诸痿、偏废之候。任主妊养，任脉乃阴脉之海，关元本任脉经之腧穴，故有养肝肾、益冲任、和营卫、补气血之功，五脏得补，五体强健，而无痿废之候。施以灸法，今名"关元灸法"，以其"保扶阳气""消尽阴翳"之功，而起痿疾。《素问·痿论》云："黄帝问曰：五脏使人痿何也？岐伯对曰：肺主身之皮毛，心主身之血脉，肝主身之筋膜，脾主身之肌肉，肾主身之骨髓。故肺热叶焦，则皮毛虚弱急薄，著则生痿躄也。心气热，则下脉厥而上，上则下脉虚，虚则生脉痿，枢折挈，胫纵而不任地也。肝气热，则胆泄口苦筋膜干，筋膜干则筋急而挛，发为筋痿。脾气热，则胃干而渴，肌肉不仁，发为肉痿。肾气热，则腰脊不举，骨枯而髓减，发为骨痿。"痿躄，四肢痿废不用之病的统称。故痿者，乃四肢无力痿弱，举动不能之候。皆因五脏亏虚，所主之体痿废而致。《灵枢·根结》篇云："太阳为开，阳明为阖，少阳为枢""阖折则气无所止息而痿疾起也，故痿疾者取之阳明"，说明了开阖失司、枢机不利是造成脏腑病变的重要因素。"阖折则气无所止息而痿疾起"，故治痿者，取之阳明。承接此论，《素问·痿论》续云："《论》言治痿者独取阳明何也？岐伯曰：阳明者，五脏六腑之海，主润宗筋，宗筋主束骨而利关节也。冲脉者，经脉之海也，主渗灌溪谷，与阳明合于宗筋，阴阳总宗筋之会，会于气街，而阳明为之长。"故简而论之，阳明是五脏六腑营养的源泉。所以，阳明经气血充足，五脏六腑之功能正常，则诸痿不可发生。此即"关元灸法"治中风半身不遂及痿证之作用机理。

2. 伤寒少阴证，六脉缓大，过昏睡自语，身重如山，或生黑靥、噫气、吐痰、腹胀、足指冷过节，急灸关元三百壮可保

此乃《窦材灸法》言"伤寒少阴证"的证治。

《伤寒论·辨少阴病脉证并治》篇云:"少阴之为病,脉微细,但欲寐也。"此为《伤寒论》论少阴寒化证之提纲。少阴属心肾两脏,心主血,属火;肾藏精,主水。病邪直犯少阴,或他经病误治、失治损及心肾,而形成心肾虚衰,阳气式微,无力鼓动血行,则脉微,阴血不足以濡脉则脉细。心肾阳虚,阴寒内盛,神失所养,则症见"但欲寐"。故大凡见到"脉微细,但欲寐",就知心肾之阳已虚。《伤寒论》第388条有"四肢拘急,手足厥冷者,四逆汤主之"。此条乃为辨吐利亡阳的证治。第324条有"少阴病,饮食入口则吐""手足寒,脉弦迟者""当温之,宜四逆汤"。此乃少阴病膈上有寒饮的证治。而《窦材灸法》中此条之证候,亦属少阴病寒化之证,或谓"四逆证"。诚如成无己所云:"四逆者,四肢逆而不温也。四肢者,诸阳之本,阳气不足,阴寒加之,阳气不相顺接,乃致手足不温而四逆也。"故"法当回阳救逆""启下焦之生阳,温中焦之大气"。故取任脉之关元穴,以其益元固本,回阳复脉,以解四逆之证。关元乃任脉与足太阴、阳明经之交会穴,而有"三结交"之名,故又有健脾胃、益气血之功,以解"噫气、吐痰、腹胀"诸脾胃虚弱之症。穴位施灸,功同"四逆汤",以成"扶阳气、消阴翳"之法,故名"关元灸方"。

3. 伤寒太阴证,身凉足冷过节,六脉弦紧,发黄紫斑,多吐涎沫,发燥热,噫气,急灸关元、命关各三百壮

此乃《窦材灸法》言"伤寒太阴证"的证治。

汉代张仲景在《伤寒论》中认为,太阴病在临床上的主要表现为脾虚湿盛的证候。太阴病可由三阳病失治损伤脾阳而引起,也可由风寒之邪直袭而起。所以张仲景将"腹满而吐,食不下,自利益甚,时腹自痛""脉弱"等候称为太阴病。本条所述的证候,亦属《伤寒论》太阴证,或谓《伤寒论》之"寒湿发黄证"。若肾阳式微,必脾阳虚衰,运化失司,可见上述诸证候。温化寒湿,健脾燥湿乃其治也。故窦材认为:"伤寒惟此二证(少阴证、太阴证)害人甚速。"复云:"然此二证若不早灸关元以救肾气,灸命关以固脾气,则难保性命。盖脾肾为人一身之根蒂,不可不亟图也。"故有"急灸关元、命关三百壮"之施。今名"命关关元灸方"。

4. 脑疽发背,诸般疔疮恶毒,须灸关元三百壮以保肾气

此乃《窦材灸法》言"脑疽发背,诸般疔疮恶毒"的证治。

"脑疽"，外科病名，又名对口、脑后发、项中疽。指生于脑后枕骨之下，大椎之上之痈疽。此病多因湿热毒邪上壅，或风温外感，或阴虚火炽而成。大凡由外感而发者，多生于正中，属督脉经，易于消肿溃脓，生肌收口，故为顺证。从内而发者，多生于偏旁，属膀胱经，疮多平塌，难以成脓，难溃难敛。若身虽发热，面色形寒，疡不高肿，根盘平塌，脓稀不腐者，此平日肾水亏虚，阴精消涸，致正气内亏，不能使毒外泄，而显陷里之象。"发背"，亦外科病名，为有头疽生于脊背者，脏腑俞穴皆在背部，故本病多由脏腑气血不调，或火毒内壅，或阴虚火旺凝滞经脉，使气血壅滞不通而发。本病可因发病部位不同，而有上发背、中发背、下发背之分，后世医家又将其称为上搭手、中搭手、下搭手，又因其外部形态的不同，而有莲子发、蜂窝发之称。"疔疮"，外科病名，此病首见于《内经》。《素问·生气通天论》云："高粱之变，足生大丁。"此即今之疔疮、疔肿、疔肿、疔毒。广义之"丁"，泛指多种疮疡，故窦材于此多条冠以"诸般疔疮恶毒"之名。此证或由恣食厚味，或由七情郁结，或受四时不正之气，以致毒邪内结，流注经络而成。《素问·刺法论》云："正气存内，邪不可干。"《灵枢·口问》篇云："故邪之所在，皆为不足。"而此条中"脑疽""发背""疔疮恶毒"之证，均属阴疽范畴。其初起之形，多阔大平，乃毒痰凝结之证；根盘散漫，色不鲜明，乃气血两虚之候。治之之法，非开腠不能解其寒凝而达阳和之效；非益气血不能化毒托脓，而成愈疾之勋。关元乃任脉与足太阴脾经、足阳明胃经之交会穴，具健脾胃、益气血之功，乃扶正达邪之用，施以灸法，俾阳和一转，则阴分凝结之毒，自能化解。故一穴之"关元灸方"而具温补和阳、散寒通滞、化痰开结、补血通络之"阳和汤"之效，犹如"阳光普照，阴霾四散"，以成"阳和"之勋。

5. 急喉痹、颐粗、颌肿、水谷不下，此乃胃气虚风寒客肺也，灸天突穴五十壮

此乃《窦材灸法》言"急喉痹、颐粗、颌肿、水谷不下"的证治。

"喉痹"，是咽喉肿痛诸病的总称。痹者，闭塞不通之义，通常是指发病不危急，咽喉红肿疼痛较轻，并有轻度吞咽困难、声音低哑的病证。其病首见于《内经》。如《素问·阴阳别论》云："一阴一阳结谓之喉痹。"

《灵枢·经脉》篇云："肝足厥阴之脉""循喉咙之后。"《灵枢·经别》篇云："足少阳证""以上夹咽"。该篇尚云："手太阴之正""循喉咙"。故清代张隐庵《黄帝内经素问集注》注云："一阴一阳者，厥阴少阳也。厥阴风木主气，而得少阳之火化，风火气结，则金气受伤，是以喉痛而为痹也。痹者，痛也，闭也。"细而论之，致病之因有外感、内伤之分。前者以风热者多见，症见咽部干燥灼热、红肿热痛、吞咽不利；后者以阴虚者多见，症见喉关内红肿、吞咽疼痛，往往兼有喉舌干燥、手足心热等。《灵枢·经别》篇云："手太阴之正""循咽喉"此即咽为肺系之谓也。然急喉痹者，多因风热之邪侵犯肺卫，结于咽喉所致。若邪热内盛，蒸灼喉咙，则红肿疼痛增剧。故其治当清热利咽为要。此疾多属现代医学之急性咽炎者。"颐"人体部位名，位口角后，腮之前。"颐粗"，又名"发颐""颐发"，多由疫毒犯颐而发，故其治当以清热解毒为要，多属现代医学之腮腺炎。"颔"，人体部位名，位于颈的前上方，相当于颏部下方，喉结上方，"颔肿"，即颔发肿，首见于《内经》。如《素问·至真要大论》云："岁太阳在泉，寒淫所胜""嗌痛颔肿"，意谓太阳在泉之年，寒气淫盛，可发咽喉痛、颔部肿之候。《素问·刺热》篇云："脾热病者""颊痛""两颔肿"，意谓脾脏发生热病，可见面颊痛、两颔疼痛之候。由此可知"颔肿"多为现代医学颔下腺炎所致肿痛，"寒气淫盛"者，当从寒疡论治，"脾热病者"，当从热肿论治。因咽喉肿痛必水谷难下。因咽喉系肺系，故窦材谓致上述诸病之因为"风寒客肺也"。然风寒客肺，必久成蕴热之势。

天突，为任脉、阴维脉交会之穴，位于气管上端，通咽连肺系，故有荣任、益肾、宣肺之功。《灵枢·忧恚无言》篇取天突，用治"寒热客于厌""卒然无音者"；《甲乙经》谓"天突，一名玉户"，用治"喉痛暗不能言"；后世医学文献《针灸大成》有用治"咽喉闭塞，水粒不下"之证；《普济方》有治"喉肿痛，穴天突，灸五十壮"之记；《明堂灸经》谓天突可疗"喉中热疮不得下食"之候。综上所述，灸天突穴以治喉痹、颐肿、颔肿诸疾，非惟"胃气虚，风寒客于肺"者可施，或热，或寒，或虚，或实，均可以天突穴之功效，抟转阳气，俾卫气以畅行，则经脉通达，五脏安和，而上述诸疾得解。

6. 虚劳咳嗽潮热，咳血吐血六脉弦紧，此乃肾气损而欲脱也，急灸关元三百壮

此乃《窦材灸法》言"虚劳咳嗽潮热，咳血吐血六脉弦紧"的证治。

"虚劳咳嗽"，即劳嗽。此证系指由肺脏损伤所致。《证治要诀·诸嗽门》云："劳嗽，有久嗽成劳者，有因病劳久嗽者。其证寒热往来，或独热无寒，咽干嗌痛，精神疲极，所嗽之痰或浓或有血腥臭异常，语声不出者。"《万病回春》云："劳嗽者干咳、声哑、痰中有血丝，血屑者是也""劳嗽者，盗汗，痰多，作寒热，脉数大无力是也。以上四者，皆是劳力、酒色、内伤或忧思郁结、阴虚火动而嗽者"。由此可见，《证治要诀》与《万病回春》所论"劳嗽"之证候，与窦材所论相侔。因阴虚火旺，灼肺成嗽，因金水相滋，久之，下及肾水，故可致"肾气损而欲脱"之危候重证。故窦材有"急灸关元三百壮"之治。关元为任脉与足太阴脾、足阳明胃之交会穴，即"三结交"之特殊功能穴。既有任脉补肾荣任、益气固本、回阳固脱，而荣肺系以成润肺止咳之功；又有健脾胃，补气血，以培补后天之本之功，以成培土生金之勋，则肺阴得补，肺津得布，而肺脏无损伤之虞，肾气无"欲脱"之势，则劳嗽可愈。

7. 水肿膨胀，小便不通，气喘不卧，此乃脾气大损也，急灸命关二百壮，以救脾气，再灸关元三百壮，以扶肾水，自运消矣

此乃《窦材灸法》言"水肿膨胀，小便不通，气喘不卧"的证治。

水肿，是指体内水液潴留，泛溢肌肤，而引起眼睑、头面、四肢、腹背甚至全身浮肿，重者尚可伴有胸水、腹水等候。《素问·水热穴论》篇云："水病下为胕肿大腹，上为喘呼不得卧者，标本俱病，故肺为喘呼，肾为水肿，肺为逆不得卧，分为相输俱受者，水气之所留也。"就其病因病机，《素问·水热穴论》篇有"其本在肾，其末在肺"之论。此即肺为水之上源，肾为水之下源之谓也。水肿病在《内经》简称为"水"，并根据不同的症状又有"风水""石水""涌水"之分。《灵枢·水胀》篇对其临床症状有如下的描述："水始起也，目窠上微肿，如新卧起之状，其颈脉动，时咳，阴股间寒，足胫肿，腹乃大，其水已成矣。以手按其腹，随手而起，如裹水之状，此其候也。"《金匮要略》称水肿为水气病，并有《水气病脉证并治》专篇，将水肿病分为风水、皮水、正水、石水、黄汗五种类型，就其形成之机理，认为水肿主要病机是肺、脾、肾三脏功能失调，而三焦、膀胱之气化功能失司所致。

《素问·上古天真论》云："肾者主水，受五脏六腑之精而藏之。"《素问·逆调论》云："肾者水脏，主津液。"其说明了肾中精气的气化功能对于体内津液的输布和排泄起着重要的作用。《素问·经脉别论》云："饮入于胃，游溢精气，上输于脾，脾气散精，上归于肺，通调水道，下输膀胱，水精四布，五经并行。合于四时五脏阴阳，揆度以为常也。"此段经文表述了在正常的生理情况下，水气津液的气化过程是通过胃的摄入，脾的运化和转输，肺的宣发和肃降，肾的蒸腾和气化，以三焦为通道，输布至全身。经过气化后残废的水液，分别化为汗液、尿液和浊气排出体外。正是因为脾失健运，肺失宣发肃降，肾与三焦、膀胱气化失司，故而出现本条中之"水肿膨胀，小便不通，气喘不卧"的证候。同时可知，肾中精气的蒸腾气化实际上是主宰着整个气化的全过程。因肺、脾及三焦对津液的气化功能均赖于肾中真元的蒸腾气化功能。于是窦材有了"脾气大损""急灸命关二百壮"以救脾气，"再灸关元三百壮，以扶肾气"之论。于是有"命关关元灸方"之施，则俾"水肿"消也。

8. 脾泄注下，乃脾肾气损，二三日能损人性命，亦灸命关、关元各二百壮

此乃《窦材灸法》言"脾泄注下"的证治。

"脾泄"，泄之属脾者。《难经·五七难》云："脾泄者，腹胀满，泄注，食即呕吐逆。"窦材谓源于"脾肾气损"。由此可见，此证属"脾肾泄"之疾，即五更泄泻之证候也，究其因，多由肾阳虚衰，不能温养脾阳，或脾阳久虚不能充养肾阳，或久病损伤脾肾之阳，则脾阳不振，导致脾失运化，肾失固摄，水谷津液直迫大肠而致泄泻。其治宜温补脾肾，故窦材施以命关、关元之灸，灸命关以救脾气，灸关元以扶肾气，而达固肠止泻之功，而"脾肾气损"之"脾泄注下"之疾得愈。

9. 休息痢下五色脓者，乃脾气损也，半月间则损人性命，亦灸命关、关元各三百壮

此乃《窦材灸法》言"休息痢下五色脓者"的证治。

《诸病源候论》云："痢乍发乍止，谓之休息痢。"故休息痢系指痢疾时发时止，久久不愈之候。本病的主要病机是痢疾初发，治疗不彻底，以致脾胃正气虚弱，湿热积滞内恋，留于肠胃之间，久则气血愈陷，清阳不升，大肠传导失司而致休息痢。故其治宜调和气血、培补脾肾、固肠止泄为主。盖因食窦能接脾脏真气，以救脾气，则运化之功有司；关元乃任脉与足太阴脾、足阳明胃之交会穴，而冲脉隶属于阳明。《灵枢·逆顺肥瘦》篇云："夫冲脉者，五脏六腑之海也，五脏六腑皆禀焉。"《灵枢·动输》篇云："冲脉者，十二经脉之海也。"故一穴关元，即具健脾胃、调冲任、养肝肾、补气血之功。故二穴相伍，施以灸法，则阳气得扶，"阴翳尽消"，而休息痢得愈。

10. 霍乱吐泻，乃冷物伤胃，灸中脘五十壮，若四肢厥冷，六脉微细者，其阳欲脱也，急灸关元三百壮

此乃《窦材灸法》言"霍乱吐泻"的证治。

"霍乱"，泛指突然剧烈吐泻，心腹绞痛，病之挥霍闷乱，成于顷刻间者。最早的文献见于《内经》。如《素问·六元正纪大论》云："土郁之发""民病""呕吐霍乱"。又云："太阴所至为中满霍乱吐下""热至则身热，吐下霍乱"。《灵枢·五乱》篇云："清气在阴，浊气在阳，营气顺脉，卫气逆行，清浊相干，乱于肠胃，则为霍乱。"《伤寒论》有《辨霍乱病脉证并治》之专篇，如第382条有"呕吐而利，此名霍乱"的记载；有"病发热、头痛、身疼、恶寒、吐利者，此属何病"及"此名霍乱，霍乱自吐下，又利止，复更发热也"之问对。究其病因病机，此证皆由中气素虚，或内伤七情，或外感六淫，或伤饮食，或中邪恶，或触污毒，或阳热外逼，或阴寒内伏而致中阳被困，清浊混淆，升降悖逆，而致上吐下泻诸候，多发于夏秋之交，寒月亦间有之。其候多见心腹胀痛，呕吐泄泻，憎寒壮热，头痛眩晕。其治当温补脾肾，助阳化浊，重证尚须回阳救逆。

募穴是五脏六腑之气汇集于胸腹部的腧穴，又是阳病行阴的重要处所。中脘为胃之募穴，腑之会穴，具有和中化浊之功，又为任脉与手太阳、少阳，足阳明经交会穴，又为回阳九穴之一，故又具调达气机，泌清别浊，回阳救逆之勋，穴属任脉，尚有益肾荣冲，乃阴中求阳之用，此即"阳得阴助而生化无穷"之谓也。关元内应胞宫、精室，为元阴、元阳之气闭藏之处，该穴乃任脉与足太阴脾经、足阳明胃经之交会穴，《灵枢》

称之为"三结交",故又具益肾元、荣冲任、健脾胃之功。故一穴关元以其培补先、后天之功,以成益元固本、补气壮阳、调补冲任、健脾和中、回阳固脱之治。中脘伍关元灸之,今名"中脘关元灸方",乃霍乱吐泻之良方,亦急慢性胃肠炎之治方。

11. 疟疾乃冷物积滞而成,不过十日、半月自愈。若延绵不绝乃成脾疟,气虚也,久则元气脱尽而死,灸中脘及左命关各百壮

此乃《窦材灸法》言"疟疾"的证治。

"疟疾",系指以间歇性寒战、高热、头痛、出汗为特征的一种疾病。对此病历代医籍皆有记述,最早的文献见于《内经》,并有"疟论""刺疟"等篇。疟疾有日作疟、间日疟、多日疟、风疟、寒疟、温疟、瘅疟、六经疟、脏腑疟的分类。《素问·生气通天论》云:"夏伤于暑,秋为痎疟。"意谓夏季受到了暑气的伤害,到了秋季就容易发生痎疟。"痎疟",乃各种疟疾的总称。《圣济总录·疟病门》有"痎疟者,以疟发该时"之解,意谓病发应时有规律。至汉《金匮要略》有疟病专篇,并在《内经》的基础上,补充了疟母这一证型,并立著名方剂鳖甲煎丸以治之。究其病因病机,《素问·疟论》篇谓"由邪气内搏于五脏,横连募原"所致。大凡因疟邪侵入,伏于半表半里,邪与营卫相搏,正邪分争而引起疟疾诸候。其治当祛邪截疟,和解表里。故窦材有"灸中脘及左命关各百壮"之治。取中脘健脾胃,和中化浊,回阳救逆,而无"元气脱尽"之弊,取命关食窦接脾脏真气,以培后天气血生化之源,二穴相伍,共成健脾和胃、补益气血、调和营卫之功,以驱邪外出。取左命关,乃俾脾气右升、肝气左降之意,以成调达枢机,功达募原,而成扶正祛邪之功。二穴相伍,施以灸法,今名"中脘命关灸方",以成"保扶阳气""消尽阴翳"之治。

12. 黄疸眼目及遍身皆黄,小便赤色,乃冷物伤脾所致,灸左命关一百壮,忌服凉药。若兼黑疸乃房劳伤肾,再灸命关三百壮

此乃《窦材灸法》言"黄疸眼目及遍身皆黄,小便赤色"的证治。

"黄疸眼目及遍身皆黄,小便赤色"乃阳黄之证,"乃冷物伤脾所致",必兼脾虚湿盛之证,乃湿重于热之证。故有灸食窦之施,重在健脾渗湿而利黄疸。脾升肝降,故"灸左命关",既健脾益气,又疏肝利胆,俾黄疸消退。"兼黑疸",名黄黑疸,由女劳疸或黄疸兼瘀血证者,属阴黄范畴。

《黄帝灸法》中有"黄黑疸，灸命关二百壮"之记。故其理与《黄帝灸法》同。窦材注云"忌服凉药"，故用"灸命关三百壮"之治，乃"保扶阳气""消尽阴翳"之意也。

13. 番胃，食已即吐，乃饮食失节，脾气损也，灸命关三百壮

此乃《窦材灸法》言"番胃，食已即吐"的证治。

"番"，翻也，反也。《金匮要略·呕吐哕下利病脉证并治》篇称为"胃反"。《太平圣惠方·治反胃呕哕诸方》篇称为"反胃"。故"番胃"，乃翻胃、反胃、胃反之异名。意谓进食后经久不化，停留胃中，胃部胀满，朝食暮吐，或暮食朝吐，皆属未消化的食物。证属中焦有寒，脾胃虚弱，运化失司，故有宿食停留不化之候，故窦材谓此乃"脾气损也"，有"命关灸方"之施。命关，即"食窦穴，能接脾脏真气"，以振奋脾阳，故有消食化积之功，而达愈反胃之功。

14. 尸厥不省人事却，又名气厥，灸中脘五十壮

此乃《窦材灸法》言"尸厥"的证治。

尸厥、气厥，皆因脏腑之气逆而不顺，突发昏倒不省人事之候。《黄帝灸法》中有"气厥、尸厥，灸中脘五百壮"之记。由此可见，此《窦材灸法》，源于《黄帝灸法》，即"中脘灸方"，亦有"灸中脘五十壮"之治，故其作用机理亦相同。

15. 风狂妄语，乃心气不足，为风邪客于包络也，灸巨阙穴七十壮，再灸三里五十壮

此乃《窦材灸法》言"风狂妄语"的证治。

患者素体心气不足，若感于风邪客于包络，蒙蔽心神，则神志逆乱，狂躁不宁，故歌笑骂詈妄语。巨阙穴位任脉经，且为心之募穴，内应腹膜，上应膈肌，为胸腹之交关，清浊之格界，其具有通行脏腑，宽胸快膈，豁痰开窍之功，故而为治狂证之要穴。而此条"乃心气不足"而发"妄语"，故有"再灸三里"之施。盖因足三里为足阳明经之合穴，具健脾胃、补中气、益气血、通经络之功。《素问·宣明五气》篇云："心藏神。"《灵枢·大惑论》云："心者，神之舍也。"故灸三里则心气得充，神守其舍，而狂证"妄语"之疾得愈。二穴相伍灸之，以成"巨阙三里灸方"，实乃癫、狂、痫、郁之治方。

16. 胁痛不止，乃饮食伤脾，灸左命关一百壮

此乃《窦材灸法》言"胁痛不止"的证治。

肝居胁下，其经脉布胁，胆附于肝，其脉亦循于肝，故胁痛之病，当主要责于肝胆。然细分之，肺属气，其络亦布右胁，肝属血，其络布左胁，故又有胁痛喜左之说。"胁痛"是以一侧或两侧胸胁部疼痛为主要表现的病证，或外感于六淫，或内伤于七情，导致脏腑功能异常，造成肝络痹阻而发胁痛。最早的医学文献见于《内经》。如《素问·气交变大论》云："岁火太过，炎暑流行""甚则胸中痛，胁支满胁痛"。盖因右胁属肺属气，故其多在右胁。值年火运太过，火克金，肺金被灼，肺络受损故而发胁痛。该篇又云："岁金太过，燥气流行""民病两胁下少腹痛"。盖因右胁属肺属气，左胁属肝属血。值年岁金太过，燥气盛，故耗伤肺阴，肺气郁于右胁则右胁痛，燥金之气盛，金克木，故有刑肝木之病机，伤及肝阴，而发左胁痛，故岁金太过之年两胁俱痛。

内伤所致胁痛，有因情绪抑郁，或暴怒伤肝，致肝失条达，疏泄不利，致肝络痹阻而发胁痛，故其治当予以疏肝理气；或因久病，或劳欲过度，精血亏虚，而肝阴不足，血虚不能养肝，而肝络失养而发胁痛，故其治当养阴柔肝；或因饮食所伤，脾失健运，痰湿中阻，气郁化热，肝胆失其疏泄条达而致胁痛，故其治当健脾利湿；或因气郁日久，血流不畅，肝络痹阻而致胁痛，故其治当活血通络。而鉴于本条之治，"乃饮食伤脾"之病机，故当以健脾为大法，即培补后天之本，以益气血生化之源，则气机通畅，疏泄有权，而肝络无伤，或血足肝柔，肝络有养。命关"能接脾脏真气"，故既有健脾渗湿之功，而无肝胆蕴热之弊，又具健脾和胃，补益气血，而养血柔肝，故"命关灸方"，乃窦材治胁痛之大法。非但"饮食伤脾"之胁痛可施，实乃治疗一切胁痛之用方。

17. 两胁连心痛，乃恚怒伤肝脾肾三经，灸左命关二百壮、关元三百壮

此乃《窦材灸法》言"两胁连心痛"的证治。

《素问·脏气法时论》云："心病者，胸中痛，胁支满，胁下痛，膺背肩胛间痛，两臂内痛。"此证与本条"两胁连心痛，"当属中医胸痹证，即现代医学冠心病的范畴。导致胸痹之病因病机有寒邪内侵、饮食不当、情

志失调、年迈体虚四端。本条谓造成"两胁连心痛"之因，"乃恚怒伤肝脾肾"所致。盖因恚怒伤肝，肝失疏泄，肝郁气滞，甚则肝气郁而化火，灼津成痰，均可致血行不畅、心脉痹阻而发心痛，故"心痛"责在肝气郁结。若肝气横逆犯脾，必致脾失健运，聚湿生痰，气郁痰阻，蒙蔽胸阳而发心痛，其责又在脾。若肝郁化火，而致肝阴不足，下及肾水，则肾阴必不足，则肝肾阴亏，肝络失濡必致胁痛。阴病及阳，导致命门火衰，相火君火同气相求，故肾阳虚衰必心气亏虚，胸阳不振，心脉失濡，而发心痛。

命关即食窦，"能接脾脏真气"，故以健脾肾，益气血之力，则心脉畅通，而解"心痛"之候。肝气布左胁，故有"灸左命关"之治，乃益气而柔肝通络之使，以疗胁痛。关元乃任脉与足太阴、阳明之交会穴，"冲脉起于关元"，且脾胃为后天之本，冲脉为血海，任脉为阴脉之海。故关元一穴具四经之效，以其健脾胃、补气血、调冲任、养肝肾、益心肺、安和五脏之功，而愈"胁痛""心痛"之疾，加之施以灸法，名"命关关元灸方"，行"扶阳气，化阴霾"，以成"阳和"之治。

18. 肺寒胸膈胀，时吐酸，逆气上攻，食已作饱，困倦无力，口中如含冰雪，此名冷劳，又名膏肓病。乃冷物伤肺，反服凉药，损其肺气，灸中府二穴各二百壮

此乃《窦材灸法》言"肺寒胸膈胀"等候的证治。

《外台秘要》云"膈中之病，名曰膏肓"，系指膏肓部的疾病。其病指危重病证，如《左传·成公十年》记云："疾不可为也，在膏之上，肓之下，攻之不可，达之不及，药不至焉。"此系指劳嗽之一种，即虚劳咳嗽。

虚劳咳嗽，乃咳嗽之由于虚劳者，此证或由久嗽成劳，或劳极而嗽，然均由肺脏损伤所致。症见声怯而槁，先急后缓，或早甚或暮甚，痰清气少而喘乏。本条所指之膏肓病当为虚劳之人，或食"冷物"，或服"凉药""损其肺气"而见诸症。中府为肺之募穴，又为手足太阴经交会穴，穴当中焦脾胃之气聚汇于肺经之处，而有益气宣肺、止嗽定喘、健脾和胃、宽胸利膈之功，故为现代医学之支气管炎、肺气肿、肺心病、肺结核、支气管扩张之治穴。施以灸法，名"中府灸方"，俾卫气畅行，增其通达肺气，输布肺津之效，而劳嗽可愈。

19. 咳嗽病，因形寒饮冷，冰消肺气，灸天突穴五十壮

此乃《窦材灸法》言"咳嗽病"的证治。

《素问·咳论》云："皮毛者，肺之合也，皮毛先受邪气，邪气以其合也。其寒饮食入胃，从肺脉上至于肺则肺寒，肺寒则外内合邪因而客之，则为肺咳。"其意谓肺之合皮毛，外邪侵袭，首先犯肺而引起肺寒，再因吃了寒冷饮食，寒气在胃循着肺脉上行于肺，从而引起肺咳。而窦材"灸天突"所治之"咳嗽病"，即属《素问·咳论》中之"肺咳"。天突穴为任脉、阴维脉交会穴，位于气管上端，通咽连肺系，故具益肾宣肺之功，施以灸法，名"天突灸方"，以成"扶阳气，消阴翳"之效而愈肺咳。此即从阴引阳、从阳引阴之治疗大法，亦即张景岳之"善补阳者，必于阴中求阳，则阳得阴助而生化无穷；善补阴者，必于阳中求阴，则阴得阳升而泉源不竭"之论。

20. 久嗽不止，灸肺俞二穴各五十壮即止。若伤寒后或中年久嗽不止，恐成虚劳，当灸关元三百壮

此乃《窦材灸法》言"久嗽不止"的证治。

嗽之日久不愈者，名久嗽，又名久咳，多因外邪留恋，脏腑内伤，或气虚久嗽，肺气虚损为甚之候，而成虚劳咳嗽，肺俞为肺经血气灌注之处，具补益肺气之功，故有灸肺经俞穴肺俞之治，名"肺俞灸方"。关元乃任脉与足太阴、阳明之交会穴，《灵枢》名"三结交"，且冲脉隶属于阳明，冲脉又起于关元，故该穴具益元固本，益气润肺，补益气血，化痰止嗽之功。"灸关元三百壮"，名"关元灸方"，以成温阳益肾，健脾燥湿，宣发肺气，通达心肺之治，则劳嗽、久咳之疾可除。

21. 疠风因卧风湿地处，受其毒气，中于五脏，令人面目庞起如黑云，或遍身如锥刺，或两手顽麻，灸五脏俞穴。先灸肺俞，次心俞、脾俞，再灸肝俞、肾俞，各五十壮，周而复始，病愈为度

此乃《窦材灸法》言"疠风"的证治。

《素问·风论》云："疠者，有荣气热胕，其气不清，故使其鼻柱坏而色败，皮肤溃疡。"此病又名大风、癞风、大风恶疾、疠疡、大麻风、麻风、风癞、血风，由于体弱感受暴疠风毒，邪滞肌肤而发，或接触传染，内侵血脉而成。初起患处麻木不仁，次发红斑，继而肿溃无脓，久之可蔓

延全身肌肤，出现眉落、目损、鼻崩、唇裂，以及足底穿溃等重证。治宜调补气血，健脾渗湿，益气养阴，佐以祛风化湿，活血通络。故窦材有灸五脏之俞之施，名"五脏俞灸方"。先灸肺俞，意在调肺气、实腠理，以解肌肤之湿毒；次灸心俞通达心脉，调理心血，畅行营卫，而疗肌肤发斑，灸脾俞健脾渗湿，而疗疬疡；再灸肝俞、肾俞，养肝肾，补精血，以疗眉落、目损、鼻崩、唇裂诸症。此即以安和五脏，培补先后天之功之用。"五脏俞灸方"或感病初期，或成疬疡，均可施之。

22. 暑月发燥热，乃冷物伤脾胃肾气所致，灸命关二百壮，或心膈胀闷作疼，灸左命关五十壮。若作中暑服凉药即死矣

此乃《窦材灸法》言"暑月发燥热"的证治。

暑，为夏季火热之气所化，故暑为阳邪，于是暑邪伤人多出现阳热的症状。窦材谓本条之"暑月发燥热，乃冷物伤脾胃肾气所致"。故当兼见腹胀、脘痞、腹泻、肢冷之候。盖因脾主升恶湿，若饮食冷物必损伤脾阳，致运化失司，必见腹胀、腹泻。其候"发燥热"，乃清阳不升，浊阳不降，中气下陷，阴乘阳位之气虚发热之谓也。脘痞、纳呆者，乃胃之受纳腐熟功能失司之谓也。脾肾阳虚，必命门火衰，胸阳不振，而有"心膈胀闷作疼"之胸痹证。若误服"凉药"，必雪上加霜，或脾肾阳虚，泄泻日剧而成脱证，或胸阳式微，而发"真心痛"之危证。

命关以其"能接脾脏真气"，尚有健脾燥湿之功，故乃为治中暑或预防中暑之治穴。关元，乃小肠之募穴，有泌清别浊之功，俾饮食物得以消化，本穴又为任脉与足太阴脾、足阳明胃交会穴，具三经之功，故《灵枢》名之曰"三结交"，即具有脾胃后天之本之功，以成健脾和胃，化生气血之功，加之任脉有益肾养阴之功，乃阴中求阳之法，且施以灸法，乃气虚发热之治。黄帝、扁鹊、窦材灸法，多为一穴一法而广验于临床，而时有二穴合用之治，因此条之疾为重证，验诸临床，笔者加用关元，故有命关、关元之灸。

23. 中风病方书灸百会、肩井、曲池、三里等穴多不效，此非黄帝正法。灸关元五百壮，百发百中

此乃《窦材灸法》言"中风病"的证治。

"中风"，又名卒中、薄厥、大厥。其病因病机诚如《内经》所述。如

《素问·生气通天论》云："阳气者，大怒则形气绝，而血菀于上，使人薄厥。"《素问·调经论》云："血之与气并走于上，则为大厥，厥则暴死，气复反则生，不反则死。"本病多以猝然昏仆，不省人事，并伴有口眼歪斜，半身不遂，语言不利诸候。此病均属阴阳气不相顺接之谓。此即《素问·生气通天论》所云："凡阴阳之要，阳秘乃固，两者不和，若春无秋，若冬无夏，因而和之，是谓圣度。故阳强不能密，阴气乃绝；阴平阳秘，精神乃治；阴阳离决，精气乃绝。"其主症是猝然昏仆，不省人事，因冲脉起于关元，又隶属于阳明，且冲、任、督三脉均起于胞宫，又有益任荣督之功，故综该穴之用，有益元荣督、养肝肾、调冲任、健脾胃、益气血之功，此乃《内经》"从阴引阳""从阳引阴"之治病大法。因半身不遂，乃"中经络"之证，故又有偏枯、偏风、身偏不用、痱风之名。因其乃络脉空虚，风邪入中，故百会、肩井、曲池、三里诸穴，以其祛风、养血、通络之功尚可用之，然中风闭证或脱证，则非其所宜，故窦材谓"此非黄帝正法"，而有"关元灸方"之施。

24. 中风失音乃肺肾气损，金水不生，灸关元五百壮

此乃《窦材灸法》言"中风失音"的证治。

"中风失音"即中风失语。《灵枢·忧恚无言》篇云："舌者，音声之机也。"此证由邪入舌本，经脉凝滞所致。《素问·热论》云："少阴脉贯肾络于肺，系舌本"。《素问·阴阳应象大论》云："心主舌。"《灵枢·经脉》篇云："手少阴之别""系舌本"。又云"肾足少阴之脉""循喉咙，夹舌本"。《素问·骨空论》云："任脉者，循腹里，上关元，至咽喉。"鉴于"心主舌""少阴脉贯肾络于肺，系舌本"，故灸关元，可令金水相滋，则"失音"可解。盖因关元穴又名"三结交"，为任脉与足太阴脾经、足阳明胃经交会穴，具三经之功效，故任脉之关元，可"任养"咽喉，健脾胃而培补后天之本，以益气血生化之源，于是肺肾得养，"失音"之候得解。

25. 肠澼下血，久不止，此饮食冷物损大肠气也，灸神阙穴三百壮

此乃《窦材灸法》言"肠澼下血，久不止"的证治。

"癖"通"澼"。肠癖乃古病名，即今之痢疾。"澼"，指垢腻黏滑似涕似脓的液体，自肠排出，故称肠澼。《素问·通评虚实论》云："肠澼便

血，何如？岐伯曰：身热则死，寒则生。"又云："肠澼下脓血，何如？岐伯曰：脉悬绝则死，滑大则生。"脐为元神出入之阙庭，《医宗金鉴》谓"主治百病"；《针灸大成》云其用之"诸邪不侵，百病不入，长生耐老，脾胃强壮"；《明堂灸经》谓神阙"主泄利不止"。此病乃"饮食冷物损大肠气"之疾，故于该穴处施以灸法，有温暖下元、回阳救逆、健脾渗湿、固肠止泻之效，故而"肠澼下血"之候得解。

26. 虚劳人及老人与病后大便不通，难服利药，灸神阙一百壮自通

此乃《窦材灸法》言"虚劳人及老人与病后大便不通"的证治。

大便秘结不通，简称便秘。"虚劳人及老人与病后大便不通"，多属气血不足，下元亏损，肠道失濡之虚秘范畴，故其治当益气通肠，养血润燥。故于神阙著盐灸之，以益肾元、补精血、和脾胃、生气血，以成通便润燥之功，则虚秘可愈。验诸临床，笔者除对"虚劳人及老人与病后大便不通"者施以此法，对幼儿气虚便秘者有取神阙伍上下巨虚之灸，亦收卓效。上巨虚为手阳明大肠经之下合穴，下巨虚为手太阳小肠经之下合穴，故此乃《内经》"合治内腑"之谓。

27. 小便下血乃房事劳损肾气，灸关元二百壮

此乃《窦材灸法》言"小便下血，乃房事劳损肾气"的证治。

肾主藏精，房劳竭精损肾，必致肾气亏虚，故气虚不能摄血，且因肾与膀胱相表里，血液溢于膀胱，而致小便下血。盖因冲脉为血海，其脉起于关元，且关元《内经》称为"三结交"之穴，故有益气固本，补气壮阳，调冲任，暖精茎，固精止血，回阳固脱之功，于是灸关元俾肾气无亏虚之候，而小便下血之候得解。

28. 砂石淋诸药不效，乃肾家虚火所凝也，灸关元三百壮

此乃《窦材灸法》言"砂石淋诸药不效"的证治。

"砂石淋"，简称石淋，为尿中夹有砂石，小便艰涩，或排尿时突然中断，尿道窘迫疼痛，少腹拘急，或腰腹绞痛难忍，尿中带血的一种疾病。现代医学称为泌尿系结石，包括肾、输尿管、膀胱结石。

究其因及证候，《诸病源候论》记云："诸淋者，肾虚而膀胱有热故也。膀胱与肾为表里，俱主水，行于胞者，为小便也，脏腑失调，为邪所乘，肾虚小便数，膀胱热则小便涩，其状小便疼痛涩数、淋沥不宣，故谓

之淋也。"故"肾家虚火所凝",即"肾虚而膀胱有热故也"。又云:"肾主水,水结则化为石,故肾客砂石,肾虚为热所乘,热则淋,其病之状,小便则茎里痛,尿不能卒出,痛引小腹,膀胱里急,砂石从小便道出,甚则令塞痛闷绝。"《素问·逆调论》云:"肾者水脏,主津液。"《灵枢·本输》篇云:"膀胱者,津液之府也。"《素问·灵兰秘典论》云:"膀胱者,州都之官,津液藏焉,气化则能出矣。"由此可见,泌尿系结石的病理机制在于肾与膀胱的功能失常,即脾肾气虚,膀胱气化无权之谓。故其治当温肾健脾,化气通脉,消石导滞。任有担任、任受之意,任脉与手足三阴经及阴维脉交会,总任一身阴经,故有"阴脉之海"之称。关元乃任脉与足太阴、足阳明交会穴,《内经》名其"三结交",且冲脉起于关元,故关元有益肾元,调冲任,健脾胃,补气血之功。于是一穴关元施灸,名"关元灸方",则任脉畅达,肾与膀胱气化有司,三焦之通行无阻,则肾无虚、膀胱无热,砂石淋可解也。

29. 上消病日饮水三五升,乃心肺壅热,又吃冷物,伤肺肾之气,灸关元一百壮,可以免死,或春灸气海、秋灸关元三百壮,口生津液

此乃《窦材灸法》言"上消病"的证治。

消渴,是多饮、多食、多尿、身体消瘦,或尿浊、尿有甜味为特征的一种疾病。其名,首见于《内经》。如《素问·奇病论》云:"帝曰:有病口甘者,病名为何?何以得之?岐伯曰:此五气之溢也,名曰脾瘅。夫五味入口,藏于胃,脾为之行其精气,津液在脾,故令人口甘也,此肥美所发也,此人必数食甘美而多肥也,肥者令人内热,甘者令人中满,故其气上溢,转为消渴。""五气",水谷之气。张介宾注云:"五气,五味之所化也。""瘅",热也。"脾瘅",指脾热而谷气上溢所致口中有甜腻之候。此条经文表述了过食肥甘而产生内热,久则"其气上溢"可成消渴。他如《素问·气厥论》云"心移热于肺,传为膈消","膈消"又作"鬲消"。张志聪注云,"鬲消者,鬲上之津液耗竭而为消渴也",表述了上消之属热者。《证治准绳·消瘅》篇谓"渴而多饮为上消",故"膈消"属上消范畴。

根据《灵枢·逆顺肥瘦》篇可知,冲脉又为"五脏六腑之海""五脏六腑皆禀焉",《灵枢·动输》篇谓"冲脉者,十二经之海"。《素问·举痛论》谓"冲脉起于关元"，且《灵枢》称关元为"三结交"穴，盖因关元为任脉与足太阴脾、足阳明胃之交会穴。该穴内应胞宫、精室，为元阴、元阳之气闭藏之处，故有关元之名。以其益元固本，安和五脏，通行十二经脉，和调冲任，补养气血，生津止渴之功，适用一切证型之消渴，尤对上消者，以其健脾胃，培后天气血生化之源以养肺肾，此乃金水相滋而清上焦心肺壅热之治。

气海亦任脉之经穴，为元气之海。春天属肝木，肝者体阴而用阳，故灸气海乃重在益元荣肾，调冲任之功，俾水足肝柔，则肝肾之阴得养，而无阴虚壅热之弊，故借自然界万物"春生"盎然之气，而肝阴得充，谓"春灸气海"。秋天属金，为收成之季，借"秋成"之气机，以助关元补肾元，益肾阴之功，此乃金水相滋之治，俾肺无壅热之候，故谓"秋灸关元"。虽云："或春灸气海、秋灸关元"，实则四季皆可灸之，说明了消渴重证，无论上、中、下之消，亦无论春、夏、秋、冬之季，均可二穴合用，今名"气海关元灸方"。

30. 中消病多食而四肢羸瘦，困倦无力，乃脾胃肾虚也，当灸关元五百壮

此乃《窦材灸法》言"中消病"的证治。

《灵枢·大惑论》云："黄帝曰：人之善饥而嗜食者，何气使然？岐伯曰：精气并于脾，热气留于肾，胃热则消谷，谷消则善饥。"此条经文表述了中消的病因病机。他如《灵枢·经脉》篇云："胃足阳明之脉""气盛则身以前皆热，其有余于胃，则消谷善饥，溺色黄"。此证由阳旺阴衰，脾胃蕴热所致。诚如《证治准绳·消瘅》篇所云，"消谷善饥为中消"，此即《素问·脉要精微论》"瘅成为中消"之谓。其治当清胃泻火，养阴增液，故有灸关元之治。因其为"三结交"之穴，以泻法，以祛胃经之火，继而用补法，荣任脉、养肝肾、健脾气、补脾阴、增津液，以解中消。

31. 腰足不仁，行步少力，乃房劳损肾，以致骨痿，急灸关元五百壮

此乃《窦材灸法》言"腰足不仁，行步少力""骨痿"的证治。

《素问·痿论》云："肾气热，则腰脊不举，骨枯而髓减，发为骨痿。"其意谓肾有邪热，热灼精枯，而导致髓减骨枯。因腰为肾之外府，督为肾之外垣，督脉循腰脊，故肾虚则腰脊不能举动，骨枯髓减，则变生骨痿。

该篇又云："有所远行劳倦，逢大热而渴，渴则阳气内伐，内伐则热舍于肾，肾者水脏也，今水不胜火，则骨枯而髓虚，故足不任身，发为骨痿。故《下经》曰：骨痿者，生于大热也。"此段经文表述了因长途跋涉劳累太甚，又逢炎热天气而口渴，于是阳气化热内扰，以致于热侵肾，肾为水脏，若水不胜火，灼伤肾之阴精，就会导致骨枯髓空，两足不能支持身体，形成骨痿。所以古医籍《下经》谓骨痿是由于大热所致。综上所述，造成骨痿的成因，为热伤肾精，致骨枯髓减或骨枯髓空，而发骨痿。《灵枢·邪气脏腑病形》篇云："肾脉""微滑为骨痿，坐不能起，起则目无所见"。滑脉示有湿热之候，脉"微滑"，提示乃骨痿之脉象。其意谓热邪灼阴精而发骨痿，肾主骨生髓，肾精耗损，故发骨痿，骨枯故坐不能行。该篇有"其精阳气上走于目而为睛"之记，故肾气衰，致骨痿不能起床。又因肾虚精阳之气不能上走目，故起则昏眩目盲。关元名"三结交"之穴，其一可任养肾元，故有荣骨益髓、添精明目之功，其二又可健脾胃，有补后天之本，以益气血生化之源之功，故为骨痿治穴。

32. 昏默不省人事，饮食欲进不进，或卧或不卧，或行或不行，莫知病之所在，乃思虑太过，耗伤心血故也，灸巨阙五十壮

此乃《窦材灸法》言"昏默不省人事"的证治。

本条所述证候，属中医百合病的范畴。首见于《金匮要略·百合狐惑阴阳毒病证治》。该篇记云："百合病者，百脉一宗，悉致其病也。意欲食复不能食，常默默，欲卧不能卧，欲行不能行，饮食或有美时，或有不用闻食臭时，如寒无寒，如热无热，口苦，小便赤，诸药不能治，得药则剧吐利，如有神灵者，身形如和，其脉微数。"此条经文指出了百合病的病因、症状及诊断要点，是百合病的总纲。该病系心肺阴虚内热所致的一种疾病。盖因心主血脉，肺主治节而朝百脉，心肺正常，气血调和，则百脉亦皆得其养；若心肺阴虚成病，则百脉俱受累，证候百出，故称"百脉一宗，悉致其病。"巨阙，乃心之募穴，内应腹膜，上应膈肌，为胸腹之交关，清浊之格界，具宽胸快膈，通行脏腑，除痰化湿之功，且其穴乃任脉经之腧穴，任脉多次与手足三阴及阴维脉交会，能总任一身之阴经，故有"阴脉之海"之誉。故该穴有荣养诸阴经，安和五脏，调补气血，荣心益脉之效。故灸巨阙，名"巨阙灸方"，俾百脉皆得其养，心肺之阴得补，

则心主血脉、肺主治节，而朝百脉之功得行，则百合病可愈。

33. 脾病致黑色萎黄，饮食不进，灸左命关五十壮，或兼黧色，乃损肾也，再灸关元二百壮

此乃《窦材灸法》言"脾病"某些病候的证治。

《素问·标本病传论》《素问·脏气法时论》《灵枢·本神》诸篇均详细论述了脾病的不同证候、预后及治疗。《素问·厥论》云："脾主为胃行其津液者也。"《素问·六节藏象论》云："脾、胃、大肠、小肠、三焦、膀胱者，仓廪之本，营之居也，名曰器，能化糟粕，转味而入出者也，其华在唇四白，其充在肌，其味甘，其色黄，此至阴之类，通于土气。"上述经文表述了脾与诸腑共成仓廪之本，而成气血生化之源，即因脾为人身之主，又为后天之本，脾气旺则血荣而津润，脾气弱则血枯而形衰，故见本条之证候。黄乃脾之正色，若痿黄，乃脾虚失荣而见之病色，且纳食呆滞亦脾之运化功能失司之候，故有"灸左命关"之治。窦材谓食窦"能接脾脏真气"，为治脾病之要穴，乃保命全真之要而名"命关"。黑乃肾之正色，若见黎黑色者，乃病色也。故窦材谓其"乃肾损也"之证。因脾主气属右，肝主血属左，故取左命关，兼以益肝肾之精血，则解"肾损"之虞，加之灸关元，以成益肾元、健脾胃之功，二穴相伍，名"命关关元灸方"，乃脾肾俱虚证之良方效法。

34. 贼风入耳，口眼歪斜，随左右灸地仓五十壮，或二七壮

此乃《窦材灸法》言"贼风入耳，口眼歪斜"的证治。

《素问·上古天真论》云："上古圣人之教下也，皆谓之虚邪贼风，避之有时。""虚邪贼风"，王冰注云："邪乘虚入，是谓虚邪；窃害中和，谓贼风。"由此可知，以贼风邪气伤人而致病者，此其常也。而《灵枢·贼风》篇内论后世之病不必尽由于邪风。如卒中风，而兼"口眼歪斜"者，乃风阳内动，夹痰走窜经络，脉络不畅所致。《灵枢·经筋》篇云："足阳明之筋""上夹口，合于顺，下结于鼻，上合于太阳，太阳为目上纲，阳明为目下纲，其支者，从颊结于耳前""卒口僻，急者目不合，热则筋纵，目不开，颊筋有寒，则急引颊移口，有热则筋弛纵缓不胜收，故僻"此乃邪气犯足阳明经筋，或为热，或为寒，而营卫失和、筋脉受损，而致口僻，即口眼歪斜之候。三月，又名辰月，为春之季月。因时邪为患，多发

于春三月之时，故名之曰"季春痹"，又因该病感邪之初，多先有耳前或下疼痛之感，继而出现口眼歪斜，故本条有贼风入耳之论，提示感邪之初，出现听会、翳风穴处疼痛，当是先兆之症，当急调治之，否则会继发口眼歪斜之候。《灵枢·经筋》篇又云："足之阳明，手之太阳，筋急则口目为僻，眦急不能卒视。"盖因足阳明之筋，上夹口，为目下纲，手太阳之筋，结于颔，属目外眦，故二经之筋急，则病口僻。《素问·痿论》云："《论》言治痿者独取阳明何也？岐伯曰：阳明者，五脏六腑之海，主润宗筋""冲脉者，经脉之海也，主渗灌溪谷，与阳明合于宗筋，阳明总宗筋之会，会于气街，而阳明为之长。"同时，阳明经又为多气多血之经，故阳明经有补气血，和营卫，通经活络之功。地仓乃为手足阳明、阳跷之会，具益气血、和营卫、通经活络之功，为治痿之要穴，故灸地仓乃治"口僻"必用之穴，今名"地仓灸方"。

35. 耳轮焦枯，面色渐黑，乃肾劳也，灸关元五百壮

此乃《窦材灸法》言"耳轮焦枯，面色渐黑"的证治。

"肾劳"，系指因劳损伤肾所致的疾病。虚寒则遗精白浊，多梦纷纭，甚则面垢耳鸣，腰脊痛如折。实热则小便黄赤涩痛。对此《诸病源候论》云："肾劳者，背难以俯仰，小便不利。"对其病因病机，《医醇賸义》有"肾劳者，真阴久亏，或房事太过，水竭于下，火炎于上"之论。《三因极一病证方论》有"肾寒虚劳"之论。《灵枢·卫气失常》篇云："耳焦枯受尘垢，病在骨。"因肾主骨，肾开窍于耳，肾阴不足，故耳轮失濡，而见"耳轮焦枯"。《灵枢·五色》篇云："五色命脏""黑为肾"。《素问·五脏生成》篇云："五脏之气""黑如炲者死"。"面色渐黑"，即"面色黧黑"之谓也，亦肾元亏虚"肾劳"之候也。关元乃"三结交"之穴，且冲脉又起于关元，故灸关元以其益肾元、健脾胃、司气化之功，俾先后天之本得补，而肾劳之证得解，则诸病候得除。

36. 中年以上之人，口干舌燥，乃肾水不生津液也，灸关元三百壮。若误服凉药，必伤脾胃而死

此乃《窦材灸法》言"中年以上之人，口干舌燥"的证治。

"中年以上之人"，多因劳倦过度，或房室不节，或久病之后，肾中真阴耗伤，致"肾水"亏虚，而"不生津液"，不能上濡口舌，故见"口干

舌燥"。因"肾主水液"，据"若服凉者，必伤脾"之言，可知此乃因脾肾气虚，气化失司，阳不布津，而见"口干舌燥"，此乃"冷燥"。故有关元之灸，当用补法，以成"保扶阳气""消尽阴翳"之效。

37. 中年以上之人，腰腿骨节作疼，乃肾气虚惫也，风邪所乘之证，灸关元三百壮。若服辛温除风之药，则肾水愈涸，难救

此乃《窦材灸法》言"中年以上之人，腰腿骨节作疼"的证治。

痹证多由风、寒、湿邪侵犯人体，闭阻经络，气血运行不畅，而致风寒湿痹；或热邪直中，或风寒湿痹病久，郁久化热，而成热痹；或因脏腑功能失调，而致气血亏虚，肢体失濡，而造成脉痹、筋痹、肉痹、皮痹、骨痹之形体痹。《素问·痹论》云："痛者，寒气多也，有寒故痛也。"《素问·举痛论》云："寒则气收。"故此乃因寒而致"腰腿骨节作疼"。此属阳虚阴盛之候，乃"内生五邪"之谓也。《素问·宣明五气》篇云："肾主骨。"《素问·六节藏象论》云："肾者，主蛰封藏之本，精之处也，其华在发，其充在骨。"故"腰腿关节作疼"乃肾元亏虚，真阴衰弱，精血亏损，或阳虚生内寒之证，此即《素问·阴阳应象大论》"阴胜则寒"之谓也。气血亏虚，营卫失和，寒气得以乘之，此即《素问·宣明五气》篇"邪入于阴则痹"之谓也。是以治之之法，最宜峻补真阴，使气血通行，则寒随去。故此疾窦材有"灸关元"之法。盖因关元乃"三结交"之穴，且任脉乃阴脉之海，具任养诸阴经及脏腑之功，且冲脉尚起于关元，《灵枢·逆顺肥瘦》有"冲脉者，五脏六腑之海也，五脏六腑皆禀焉"之论。《灵枢·五音五味》篇谓"冲脉、任脉皆起于胞宫，上循脊里，为经络之海"之记。故关元又具调冲任、养肝肾、健脾胃、益气血、和营卫、荣筋骨、疏经通络之效。于是加之艾灸，又以其温阳散寒之功，俾阳气得扶，阴翳得除，而无"肾气虚惫"之虞，犹如"阳光普照，阴霾四散"，此乃"阳和"之大法也。

38. 腿骱间发赤肿，乃肾气风邪着骨，恐生附骨疽，灸关元二百壮

此乃《窦材灸法》言"腿骱间发赤肿"的证治。

骱骨，小腿胫腓骨统称。《素问·骨空论》云"骱骨空在辅骨之上端"。"附骨疽"，外科病证名。首见于《肘后备急方》，又名多骨疽、朽骨疽、贴骨疽、附骨流注。对其病机，《外科精义》记云："夫附骨疽者，

以其毒气深沉，附着于骨也。""腿骱间发赤肿"，此邪气外袭，着于筋骨间，非特着于骱骨间。风寒湿邪内犯关节，则营卫失和，气血运行受阻，则蕴而成热发为赤肿，若不及时化解其湿热之毒，则势必"着骨"成疽。关元具益肾元、强筋骨、密骨髓、和营卫、补气血之功，鉴于肾主骨生髓，故有"灸关元"之治。施以灸法，具开腠理、行气血、和营卫之功，以解毒邪而消散骨疽。热毒壅盛可施泻法，待其势减，仍行补法。

39. 老人滑肠困重，乃阳气虚脱，小便不禁，灸神阙三百壮

此乃《窦材灸法》言"老人滑肠困重""小便不禁"的证治。

《素问·水热穴论》云："肾者胃之关也。"《素问·金匮真言论》云："肾""开窍于二阴也"。"滑肠"，即滑泄，泄下不禁之候，多因脾肾阳虚，脾胃之运化失司，肠失传化物及泌清别浊之功，且肾气虚衰关门不利，而致"滑肠"。小便不禁，即小便自下而不能忍之候。《素问·上古天真论》云："肾者主水，受五脏六腑之精而藏之。"《素问·逆调论》云："肾者水脏，主津液。"其说明肾中精气的气化功能，对于体内津液的输布和排泄，维持体内津液的输布起着重要的作用。《素问·经脉别论》云："饮入于胃，游溢精气，上输于脾，脾气散精，上归于肺，通调水道，下输膀胱，水精四布，五经并行，合于四时五脏阴阳，揆度以为常也。"此段经文表述了在正常的生理情况下，津液的输布是通过胃的摄入、脾的运化和输布，肺的宣发和肃降，肾的蒸腾和气化，以三焦为通道，输布全身。残废的水液，或化为汗液，或化为尿液，或化为浊气，分别从汗孔、尿道、呼吸道排出体外。实际上，肾气的蒸腾气化主宰着水液代谢的全过程。故肾气虚衰，必然造成整个代谢功能失司，即肾阳式微，关门不利，小便不禁。

综上所述，肾阳式微，阳气虚脱，肾之关门不利，从而造成二便失禁。故其治，窦材有"灸神阙三百壮"之施，今名"神阙灸方"。神阙穴在脐之中心，为元神出入之阙庭，且因"冲脉、任脉皆起于胞中，上循脊里，为经脉之海""冲脉者，十二经之海也""冲脉者，起于气街，并少阴之经，夹脐上行"，故灸神阙具益肾元之功，而成温阳固脱之效，则"滑肠""小便不禁"之疾得愈。

40. 老人气喘，乃肾虚气不归海，灸关元二百壮

此乃《窦材灸法》言"老人气喘"的证治。

　　喘证是以呼吸困难，甚则张口抬肩，鼻翼扇动，不能平卧为特征的一种疾病。《灵枢·五阅五使》篇云："故肺病者，喘息鼻张。"《素问·至真要大论》云："诸气膹郁，皆属于肺""诸痿喘呕，皆属于上"。"膹郁"：膹者，喘急也；郁者，痞闷也。"喘呕"，即喘逆呕吐之候。二者都属于上焦之病。虽说喘证多因肺气痹阻，气机不利，肺气不得肃降，而发气逆作喘。然肾居下焦而属水，主藏精又主纳气，肺为司气之官，肾为生气之源，故气出于肺而本于肾，故前人有"标在肺，本在肾"及"久病在肾"之说。老年之人，肾元亏虚，或肾精不足，不能上滋于肺，失其"金水相滋"之功能，或真阳不足，真火不能生土，土衰无以生金，均可导致肺之宣发、肃降功能失司，痰气交阻，气逆而喘。前人谓此乃"肾不纳气"之病机。虽说"脾为生痰之源，肺为贮痰之器"，然肾之司蒸化开阖、固藏摄纳之功，实属首位。盖因关元乃任脉经之穴，为"三结交"之穴，具培补先、后天之本之功，且冲脉为"五脏六腑之海""经络之海"，冲脉又起于关元。故关元有益元固本、调补冲任、回阳固脱、纳气定喘之功，并施以灸法，于是真阳得收，真气归海，俾肾充、肺肃、脾健、痰除，而喘证得愈。

41. 老人大便不禁，乃脾肾气衰，灸左命关、关元各二百壮

　　此乃《窦材灸法》言"老人大便不禁"的证治。

　　"大便不禁"，又名大便失禁，即指大便失去控制而自流外出的证候。此证盖因老年人肾阳虚衰，肾中真火不能温养脾胃，致脾胃运化失常而致泄泻。若肾阳式微，则脾运无权，肾气固摄失司，于是"关门"失职，大便自流于外，而成"大便不禁"之疾。鉴于食窦穴能接脾脏真气，关元有益元固本、回阳固脱之功，故二穴相伍，施以灸法，名"命关关元灸方"，则先后天之本资生资始，莫不由兹，故病可收效于预期。

42. 两眼昏黑，欲成内障，乃脾肾气虚所致，灸关元三百壮

　　此乃《窦材灸法》言"两眼昏黑，欲成内障"的证治。

　　"内障"，即晶珠混浊，视力缓降，渐至失明的一种眼科疾病，多发于老年人。文献记录，目之内生障翳者，有圆翳内障、冰翳内障、滑翳内障、涩翳内障、散翳内障、浮翳内障、沉翳内障、横翳内障、偃月翳内障、枣花翳内障、白翳黄心内障、黑水凝翳内障、胎患内障、雷头风内

障、惊振翳内障、肝虚雀目翳内障、高风雀目内障、五风内障之别。究此条之证，盖因脾肾气虚，脏腑之精气不足，不能上贯于目，晶珠失养，渐变混浊，故见"两眼昏黑，欲成内障"。关元为任脉与足三阴经交会穴，此即所谓"三结交"之穴，故有益脾肾，培补先后天之本之功。"冲脉者，为五脏六腑之海也，五脏六腑皆禀焉""冲脉、任脉皆起于胞宫""为经络之海"，且冲脉又起于关元，故关元又可安和五脏，通行诸经脉，则五脏之精气上贯于睛，则无成障之虞。

附：《类证普济本事方》载有"内障丸"，统治诸内障。药品：白羯羊肝（只用子肝一片，薄切，新瓦上焙），熟地黄一两五钱，菟丝子、蕤仁、车前子、麦门冬、地肤子（去壳）、泽泻、防风、黄芩、白茯苓、五味子、杏仁（炒）、桂心（炒）、细辛、枸杞子、茺蔚子、苦葶苈、青葙子各一两。制法：研为细末，炼蜜和丸，如梧桐子大。用法：每服三四十丸，不拘时，温汤送下，每日三次。

43. 瘰疬因忧郁伤肝，或食鼠涎之毒而成，于疮头上灸三七壮，以麻油润百花膏涂之，灸疮发过愈

此乃《窦材灸法》言"瘰疬"的证治。

瘰疬，俗称"鼠漏""鼠疮"，即现代医学之颈淋巴结核。中医认为多因性情不畅，肝气郁结，久而化火内燔，炼液为痰，痰火上升，结于颈项，遂成此病。诚如本条所述，"瘰疬因忧郁伤肝"而成。本病首见于《内经》。如《灵枢·寒热病》篇云："寒热瘰疬在于颈腋者""此皆鼠漏寒热之毒气也，留于脉而不去者也"。此段经文表述了"鼠漏"之所以发为寒热，乃毒气留于脉也。其治"于疮头上灸三七壮"。鉴于瘰疬乃传染性疾病，尝须配以药物治疗。

44. 破伤风，牙关紧急，项背强直，灸关元百壮

此乃《窦材灸法》言"破伤风"的证治。

破伤风是一种急性外科感染，是破伤风杆菌引起的，可经伤口、产妇产道、婴儿脐带侵入人体，产生大量外毒素，作用于中枢神经系统，而产生咀嚼无力，吞咽不便，语言不清诸候。继之面肌痉挛，牙关紧闭，呈苦笑面容，四肢拘挛，角弓反张，全身阵发性肌肉痉挛。然患者始终神志清晰，窒息和肺炎是死亡的主要原因。根据其症状和感染途径，中医学又有

"痉病""金疮痉""小儿脐风""产妇风"之称。南唐陈士良谓"此皆损伤之处，中于风邪，故名破伤风"。

对其发病之由，历代医籍皆有论述。如《素问·至真要大论》云："诸暴强直，皆属于风。"《金匮要略·痉湿暍病脉证》篇云："痉为病，胸满口噤，卧不着席，脚挛急，必齘齿。"《诸病源候论》云："夫金疮痉者，此由血筋虚竭""荣卫伤穿，风气得入""刚痉，其状口急背直，摇头耳鸣，腰为反折""不及时救者皆死"。综上所述，破伤风皆由血衰不能濡养筋脉，风毒由创口乘隙侵入肌腠经脉，营卫不得宣通而发诸症。甚则内传脏腑，毒气攻心，痰迷心窍，导致病情恶化，故病属外风为患。取"三结交"穴关元，以其养肝肾，益气血，濡筋脉之功，而解痉息风，取其艾灸，增保扶阳气，以消尽阴毒之功。

45. 寒湿腰痛，灸腰俞穴五十壮

此乃《窦材灸法》言"寒湿腰痛"的证治。

《素问·脉要精微论》云："腰者肾之府。"《素问·骨空论》云："督脉者""夹脊抵腰中"，故有"督脉为肾之外垣"之论。《灵枢·经脉》篇云："足少阴之正""贯腰脊"。腰俞，又名髓空、腰柱、腰户、背解、髓俞、髓府、脐俞，乃督脉经之穴，为腰肾精气所过之处，具益肾荣督，强筋健骨，舒筋通络之功，为腰痛之治穴，施以灸法，名"腰俞灸方"，以增其温经通络，散寒逐湿之功，其病可愈。

46. 行路忽上膝及腿如锥，乃风湿所袭，于痛处灸三十壮

此乃《窦材灸法》言"行路忽上膝及腿如锥"的证治。

《灵枢·经筋》篇谓"足太阳之筋""邪上结于膝""其病""腘挛""足少阳之筋""上循胫外廉，结于膝外廉""其病""膝外转筋，膝不可屈伸""足阳明之筋""上结于膝外廉，直上结于髀枢""其病""胫转筋""足太阴之筋""上结于内踝，其直者，络于膝内辅骨""膝内辅骨痛""足少阴之筋""邪走内踝之下，结于踵，与太阳之筋合，而上结于内辅之下，并太阴之筋""及所过而结者皆痛及转筋，病在此者""足厥阴之筋""上循胫，上结内辅之下""其病""内辅痛"。由此可见，膝、腿之部，乃足六经之经筋所行之处。《素问·生气通天论》云："风者，百病之始也。"《素问·风论》云："风者，善行而数变，腠理开则洒然寒。"《灵

枢·岁露》篇云："寒则皮肤急而腠理闭。"《素问·痹论》云："痛者，寒气多也，有寒故痛也。"故风寒之邪袭于膝及腿部，可致六足经之气血凝滞，导致筋脉挛急，如锥刺之疼痛。对诸经筋病之治，《灵枢·经筋》篇均谓"治在燔针劫刺""以痛为腧"。宗其法，窦材变"燔针"为灼灸法，而有"于痛处灸三十壮"，此即"天应灸法"，以成温经通脉、发散风寒之功，而达舒筋定挛、解痉止痛之效。

47. 脚气少力或顽麻疼痛，灸涌泉穴五十壮

此乃《窦材灸法》言"脚气少力或顽麻疼痛"的证治。

此条之治，乃宗《扁鹊灸法》，行"涌泉灸方"，以"治脚气肿痛""腿肿""沉重少力"之症。其理"肾者水脏，主津液"，故肾气虚，失于蒸腾气化，湿邪泛溢而成"脚气"之疾。涌泉乃足少阴之井穴、根穴，具补肾益元司气化之功，施以灸法，故名"涌泉灸方"，以成"扶持阳气""消尽阴翳"之功，则可收效于预期。

48. 顽癣浸淫或小儿秃疮，皆汗出入水，湿淫皮毛而致也，于生疮处隔三寸灸三壮，出黄水愈

此乃《窦材灸法》言"顽癣浸淫或小儿秃疮"的证治。

"顽癣"，多因风、湿、热、虫四者为患。其治当据其因而施之。该病发无定处，皮肤发痒，与现代医学之神经性皮炎、慢性湿疹相侔。"浸淫"，即浸淫疮，首见于《内经》。《素问·气交变大论》云："岁火太过，甚则身热，肌肤浸淫。"《金匮要略·疮痈肠痈浸淫病脉证并治》篇云："浸淫疮，从口流向四肢者可治；从四肢流来入口者不可治。"此乃湿浊热毒为患。"小儿秃疮"，乃湿热之毒上攻头部所致。窦材谓上述三病，皆"湿淫皮毛而致"，故于患处施以灸法，即"天应灸方"，以温通经脉、通达肌肤，俾湿毒之邪消尽而愈病。鉴于皮损面积较广，故有"隔三寸灸三壮"之法，即每隔三寸之处立穴施灸。

49. 凡灸大人，艾炷须如莲子，底阔三分，灸二十壮后却减一分，务要紧实。若灸四肢及小儿，艾炷如苍耳子大。灸头面，艾炷如麦粒子大。其灰以鹅毛扫去，不可口吹

此乃窦材根据人之大小及肢体部位的不同，对艾炷的大小进行说明，此其经验之谈，当遵守之，不可率意而为之。

50. 如癫狂人不可灸，及高粱人怕痛者，先服睡圣散，然后灸之。一服止可灸五十壮，醒后再服、再灸

此乃告诫对某些病人不可灸，以及一些病人须灸时的辅助方法，故当临证慎记。

下篇 | 《扁鹊心书》 灸法的临床应用

《扁鹊心书·周身各穴》篇记云："巨阙（在脐上五寸五分）；中脘（在脐上四寸）；神阙（在脐中）；阴交（在脐下一寸）；气海（在脐下一寸五分）；石门（在脐下二寸三分，女人忌灸，即胞门子户）；关元（在脐下三寸）；天柱（在一椎下两旁齐肩）；肺俞（在三椎旁夹脊各相去一寸五分）；心俞（在五椎下夹脊各相去一寸五分）；肝俞（在九椎旁夹脊各相去一寸五分）；脾俞（在十一椎旁夹脊各相去一寸五分）；肾俞（在十四椎下两旁夹脊各相去一寸五分）；腰俞（在二十一椎下间）；涌泉（在足心陷中）；承山（在昆仑上一尺肉间陷中）；三里（四穴，二在曲池下一寸，即手腕下一寸，二在膝下三寸，骭骨外大筋内宛宛中）；中府（在乳上三肋骨中）；食窦（即命关，在中府下六寸）；天突（在结喉下四寸宛中）；地仓（一名胃维，夹口吻旁四分）；上星（在鼻上入发际一寸）；前顶（入发际四寸五分）；目窗（当目上入发际一寸五分）；脑空（在脑后入发际三寸五分）；风府（入发际一寸）。"

今以诸穴为主，解读《扁鹊心书》之灸法，而名"灸方"。计有巨阙、中脘、神阙、阴交、气海、石门、关元、天柱、肺俞、心俞、肝俞、脾俞、肾俞、腰俞、涌泉、承山、足三里、中府、食窦、天突、地仓、上星、前顶、目窗、脑空、风府及天应穴之灸方等。同时在"临床应用"部分中，主要介绍《扁鹊心书》中的内容，兼以补充《内经》中的有关内容，以期传承医经学派之灸术，并对《扁鹊心书》中的有关方药，即窦材所称的"神方"，进行介绍，以供读者在临床中参考选用。

一、巨阙灸方

1. 功效主治

《扁鹊心书·周身各穴》篇云："巨阙，在脐上五寸五分。"

巨阙：穴居腹正中线上，在脐上六寸，鸠尾下一寸，仰卧取之。巨者，巨大；阙者，宫门。此心之募穴，若心气出入之宫门，故名。乃奇经八脉任脉经之经穴，其穴内应腹膜，上应膈肌，为胸腹之交关，清浊之格界，具调补冲任，畅达宗气，宽胸快膈，通行脏腑，除痰化湿，降逆止呕之功，而为治疗心胸痛、胃脘痛、恶心、呕吐、癫狂、痫证、郁证、惊悸、怔忡诸证之用穴。施以灸法，名"巨阙灸方"。《甲乙经》云："巨阙，心募也""任脉气所发""灸五壮"。《铜人》云："灸七壮，止七七壮。"

2. 临床应用

（1）《扁鹊心书·黄帝灸法》云："鬼邪着人，灸巨阙五十壮，脐下三百壮。"

此乃《黄帝灸法》言"鬼邪着人"的证治及灸巨阙之法。

"鬼邪着人"或称"邪祟着人"，多因元气虚弱，忧恐过度，损伤心气，故有魂不守舍之候。巨阙为心之募穴，有通达心肺，益肾元，健脾胃，补气血，和阴阳之功，俾心气足，心血充，可解"鬼邪着人"之候。详解可参阅《黄帝灸法》中之"鬼邪着人"。

（2）《扁鹊心书·窦材灸法》云："昏默不省人事，饮食欲进不进，或卧或不卧，或行或不行，莫知病之所在，乃思虑太过，耗伤心血故也，灸巨阙五十壮。"

此乃《窦材灸法》言"昏默不省人事"的证治。

本条之病，属中医百合病范畴。其致病原因是"思虑太过""耗伤心血"。巨阙为胸腹之交关、清浊之格界，具宽胸快膈、通行脏腑、益心荣脉之功，俾心血足、心气充，则病可解之。其作用机理，可参阅《窦材灸法》中之"鬼邪着人"。

（3）《扁鹊心书·窦材灸法》云："风狂妄语，乃心气不足，为风邪客于包络也，灸巨阙穴七十壮。"

此乃《窦材灸法》言"风狂妄语"的证治。

盖因患者素体心气不足，若感于风邪，客于包络，蒙蔽心神，神志逆乱，则发狂躁不宁诸候。巨阙乃心经之募穴，有补心血、益心气之效，而有宽胸快膈，豁痰开窍之功，故而为治斯候之治穴。

（4）《扁鹊心书·风狂》篇云："此病由于心血不足，又七情六欲损伤包络，或风邪客之，故发风狂，言语无伦，持刀上屋。治法：先灌睡圣散，灸巨阙二三十壮，又灸心俞二穴各五壮，内服镇心丹、定志丸。"

此乃《扁鹊心书》言"风狂"的证治。

"风狂"，即狂证。此证有阳明脉盛而为热狂者，清凉可愈也；有暴折而难决为怒狂者，治之以生铁落饮。二证皆狂之实者也。然虚证常多，不可误治，设一差讹，害人反掌。有心血不足而病者，有肾水亏损而病者，有神志俱不足而病者，有因惊恐而病者，有因妄想而病者，是皆虚证，体察而治，斯无悖矣。灸巨阙，取其宽胸快膈，通行腑气，豁痰开窍之功；取心俞乃养血宁心息狂之治。巨阙伍心俞，施以灸法，名"巨阙心俞宁心灸方"。

"睡圣散"：方由山茄花（八月收）、火麻花（八月收）组成。《扁鹊心书》记云："采后共为末，每服三钱，小儿只一钱，茶酒饮下。一服后即昏睡，可灸五十壮，醒后再服再灸。"胡珏按云："山茄子，今谓之风茄儿，其花亦谓之曼陀罗花，火麻即大麻。今圃地所植之黄麻乃是此种。《本草纲目》云：曼陀罗花，生北土，南人亦有栽者。春生夏长，独茎直上，高四五尺，生不旁引，绿茎碧叶，叶如茄叶。八月开白花，凡六瓣，状如牵牛花而大，攒花中折，骈叶外包，朝开夜合。结实圆而有丁拐，中有小子。八月采花，九月采实。花实气味俱辛温有毒，主治诸风及寒湿脚气，惊痫、脱肛等证。相传此花，笑采浸酒饮，令人笑，舞采浸酒饮，令人舞，予尝试之。饮须半酣，更令一人或笑或舞，引之乃验，又云七月采火麻子花，八月采山茄子花，阴干等分为末，热酒调服三钱。少顷，昏昏如醉，割疮、灸火不觉苦痛，盖古方也。今外科所用麻药即是此散，服之并无伤害。"然睡眠散中之曼陀罗花，有大毒，鉴于安全原因，今多弃而不用。为解灼灸之痛，艾炷灸法可于艾炷燃剩五分之二或四分之一时，患者微有灼痛时易炷复灸，而艾条灸法，可调节灼灸的距离，均以无灼伤为要。

"镇心丹"：即镇心汤。乃窦氏为"治心气不足，为风邪鬼气所乘，狂言多悲，梦中惊跳"之证而设方。方由人参、茯苓、石菖蒲（桑叶水拌炒）、远志、木香、丁香各一钱，甘草、干姜各五钱，大枣三枚组成。水煎空心服。

"远志丸"：即定志丸。乃窦氏为"治心气不足，多悲，健忘，精神皆默，手颤脚搐，多睡"之证而设方。方由远志、人参、石菖蒲、茯苓组成。共为末，蜜丸梧子大。每服三十丸，酒枣汤任下。

如窦氏曾治一人得风狂已五年，时发时止，百法不效。灌睡圣散三钱，先灸巨阙五十壮，醒时再服；又灸心俞五十壮，服镇心丹一料。窦氏认为：病患已久，须大发一回方愈。后果大发一日，全好。

（5）《扁鹊心书·邪祟》篇云："此证皆由元气虚弱，或下元虚惫，忧恐太过，损伤心气，致鬼邪乘虚而入，令人昏迷，与鬼交通。当服睡圣散，灸巨阙穴二百壮。"

此乃《扁鹊心书》言"邪祟"的证治。

然而邪祟乌能着人，人自着之耳。此即《金匮要略》之百合病也。盖由人之脏气受伤而神魂失守。故肝脏伤则意不宁，心脏伤则神不安，脾脏伤则意有不存，肺脏伤则魄不守，肾脏伤则志多犹疑，此皆神气受伤，以致妄有闻见，不觉其见乎四体，发乎语言，而若有邪祟所附也。正法惟有安其神魂，定其志魄，审其何脏之虚而补之，何脏之乘而制之可也。巨阙，有畅达宗气，宽胸利膈，豁痰开窍之功，为解百合病之良法。因五脏之气受伤而致神魂失守，验诸临床可加灸无所不治之膏肓俞、肺俞旁之魄户、心俞旁之神堂、肝俞旁之魂门、脾俞旁之意舍、肾俞旁之志室，名"五脏之俞旁灸方"，以安和五脏之功，而愈神魂失守之证。

（6）《扁鹊心书·神痴病》篇，记有应用巨阙治愈"神痴病"之案例。

此乃《扁鹊心书》言"神痴病"的证治。

案1："一小儿因观神戏受惊，时时悲啼如醉，不食已九十日，危甚，令灸巨阙五十壮，即知人事，曰：适间心上有如火滚下，即好。服镇心丸而愈。"

此案因受惊恐而致"悲啼",继而"不食已九十日"。故而因脾肾虚弱,痰气交阻,致心神不宁,而成痴病。故其治有"巨阙灸方"之施,以畅达宗气,宽胸利膈,除痰化滞而愈病。"镇心丸"由镇心汤之药物组成。原为治心气不足而发"狂言多悲,梦中惊跳"证而设方。

案2:"一人功名不遂,神思不乐,饮食渐少,日夜昏默已半年矣。诸医不效。此病药不能治,令灸巨阙百壮、关元二百壮。"

此案乃忧思伤脾,久则心血内亏,痰气交阻而发。故有巨阙宽胸利膈,豁痰开窍之治;佐以关元,施以灸法,以成"巨阙关元灸方",培补先后天之本,益心气而达宁神之功,养心肾而成定志之效,和营卫则跷脉和缓而寐寤有序,于是痴病得除。本病亦可加灸"五脏之俞旁灸方",增其宁神之功效。

二、中脘灸方

1. 功效主治

《扁鹊心书·周身各穴》篇云:"中脘,在脐上四寸。"

中脘:中,中间;脘,胃脘。穴当胃脘之中部,故名。穴居心蔽骨与脐之中,在上脘下一寸,脐上四寸处,仰卧取之,乃奇经八脉任脉经之经穴。该穴尝为胃之募穴,腑之会穴,任脉与手太阳、少阳,足阳明交会处,又为回阳九穴之一,具较强的健脾和胃,化痰导滞,调补气血,回阳救逆之功,为胃痛、腹胀、反胃吞酸、恶心、呕吐、泄泻、黄疸、风疹、瘾疹、哮喘、失眠、惊悸、脏躁、气厥、癫狂、痫证、郁证、惊风、虚劳证之治穴。根据《内经》"治痿者独取阳明"之理,鉴于中脘为腑会,又为任脉与手太阳、少阳,足阳明经之会穴,具通达阳气,调补气血之功,加之穴施艾灸,以成"扶持阳气""消尽阴翳"之效,故又为痿证、痹证之良穴效方。《铜人》谓"灸二七壮,止二百壮",《甲乙经》云:"中脘,一名太仓,胃募也""手太阳、少阳,足阳明所生,任脉之会""灸七壮"。

2. 临床应用

（1）《扁鹊心书·黄帝灸法》云："气厥、尸厥，灸中脘五百壮。"

此乃《黄帝灸法》言"气厥、尸厥"的证治及灸中脘之法。

"气厥"，即气逆之证。其名首见于《内经》。《素问》有《气厥论》专篇，论述了脏腑之气逆而不顺，因而寒热相移，而见诸症，而末句"故得之气厥也"，乃总结全篇之义，盖因诸症皆因气逆而得之。

"尸厥"为病证名，首见于《内经》，乃突然昏倒不省人事之候。《素问·谬刺论》云："邪客于手足少阴、太阴，足阳明之络，此五络皆会于耳中，上络左角，五络俱竭，令人身脉皆动，而形无知也，其状若尸，或曰尸厥。"此意谓邪气侵入上述五络，导致此五络之真气全部衰竭，致阴阳气不相顺接，经气逆乱而生"尸厥"。汉代张仲景《伤寒论·平脉法》记云："少阴脉不至，肾气微，少精血，奔气促迫，上入胸膈，宗气反聚，血结心下，阳气退下，热归股阴，与阴相动，令身不仁，此为尸厥。当刺期门、巨阙。"成无己注云："尸厥者，为其从厥而生，形无所知，其状若尸，故名尸厥。少阴脉不出，则厥气客于肾，而肾气微，少精血，厥气上奔，填塞胸膈，壅遏正气，使宗气反聚，而血结心下""阳气为厥气所拥，不能宣发""阳气外不为使，内不得通，荣卫俱不能行，身体不仁，状若尸也""刺期门者，以通心下结血；刺巨阙者，以行胸中宗气，血气流通，厥气退，则苏也"。鉴于此，气厥、尸厥之证，尚可予中脘伍期门、巨阙以治之，名"中脘期门巨阙灸方"。

"急慢惊风，灸中脘四百壮。"

此乃《黄帝灸法》言"急慢惊风"的证治。

"惊风"是小儿时期常见的一种抽搐为特征的证候，又称"惊厥"，俗名"抽风"。《内经》称为"惊瘛"。大凡急惊风者，症见牙关紧闭，壮热涎潮，窜视反张，搐搦颤动，唇口眉眼，眨引频并，口中气热，睑赤唇红，二便黄赤，脉浮数洪紧，必先身热而后发搐。盖因内夹实热，外感风邪，心受热则积惊，肝生风则发搐，此即《素问·至真要大论》"诸风掉眩，皆属于肝""诸热瞀瘛，皆属于火"之谓也。于是肝风心火，二脏交争，血乱气并，痰涎壅盛，百脉凝滞，关窍不通，风气无以发泄，故暴搐也。慢惊风多小儿久疟久痢，或痘后疹后，或风寒饮食积滞，或过用攻伐，或误服凉药，或禀赋本虚，或因急惊风用药攻伐太甚，或病后失于调理，皆可致之。其证多见于神昏气喘，或大热不退，眼翻惊搐；或乍寒乍热；或三阳晦暗；或面色淡白青黄；或二便清白；或口唇开裂出血，而口中气冷；或泄痢冷汗；或完谷不化；或四肢冰冷，甚则腹中气响，喉中痰鸣，角弓反张，目光昏暗，脉沉迟散缓；虎口脉纹青而淡紫。此乃因脾胃虚寒，孤阳外越，元气无根，阴寒至极，风之所由动也。此即《素问·至真要大论》"诸寒收引，皆属于肾""诸暴强直，皆属于风"之谓也。故中脘以其健脾和胃、化痰导滞之功而愈病，且中脘乃任脉经之腧穴，故又有养肝肾，营气血，育阴息风之效。中脘又为"回阳九针"穴位之一，俾外越之孤阳得回，元气有根，而收息风定搐、制瘛定惊之效，故《黄帝灸法》治"急惊风"，有"中脘灸法"施之。尚可灸脾募章门伍脾俞、中脘伍胃俞，即"脾经募俞灸方""胃经募俞灸方"，以成健脾胃之功，以杜生痰之源，此正治治本之法。

"产后血晕，灸中脘五十壮。"

此乃《黄帝灸法》言"产后血晕"的证治。

"产后血晕"，又称"产后郁冒"，妇科病证名，为妇科产后三大证之一。"郁冒"，是由于产后失血过多，汗出亦多，必致气血两虚，抗病力减，外邪乘虚而入而发病。其证，该篇记云："其脉微弱，呕不能食，大便反坚，但头汗出。所以然者，血虚而厥，厥而必冒，冒家欲解，必头汗出。以血虚下厥，孤阳上出，故头汗出。"《素问·五脏生成》篇云："诸血者，皆属于心。"《素问·调经论》云："心藏神。"《灵枢·九针论》云："心主汗。"盖因新产之妇，血必尽倾，血室空虚，心中之血，前已萌胎，胎下而心血亦与之俱下，心无所养，只依赖几微之气，故有"血虚下厥，孤阳上出""头汗出""郁冒"之候。故其治宜大补气血，断不可单以"晕"治。然血有形难以速生，气无形而易于速发，故补气以生血，尤速于补血以生血。故《黄帝灸法》有"灸中脘"之施。尚可中脘伍章门、脾俞、胃俞，即脾胃募俞之灸，以培补后天气生化之源。

"妇人无故风搐发昏，灸中脘五十壮。"

此乃《黄帝灸法》言"妇人无故风搐发昏"的证治。

"妇人无故风搐发昏"，实不明原因而病作，非"无故"也。必因风而发搐搦、瘛疭。《素问·至真要大论》有"诸风掉眩，皆属于肝""诸热瞀瘛，皆属于火"之论，故或肝风内动，或热极生风。而妇人之昏眩搐搦者，多因素体血虚，或因素体脾虚，运化失司，化源不足。血虚不能上荣髓海而发眩晕；血虚不能旁荣四肢而发搐搦。此即"血虚生风"之谓也。故有"中脘灸方"之施。任有担任、任受之意，其脉多次与手足三阴经及阴维交会，能总任一身之阴经，故任脉有"阴脉之海"之誉。盖因中脘乃任脉经之腧穴，且中脘又为胃之募穴、腑之会穴，具培补后天之本之功，俾气血生化之源足，则髓海得养，营卫得和，四肢得濡，而无"血虚生风"之虞，则眩晕、瘛疭、搐搦之证得解。

"呕吐不食，灸中脘五十壮。"

此乃《黄帝灸法》言"呕吐不食"的证治。

"呕吐"一证，多因胃失和降，气逆于上而引起的一种病证。前人以有物无声谓之吐，无物有声谓之哕，有物有声谓之呕。最早的文献，首见于《内经》，且论述甚详。胃气以通为利，以降为顺。胃气上逆则呕吐，胃失和降则不能食。故不论何种致病因素，胃气失其和降是其主病机，故其治之大要是和胃降逆。中脘，为胃之募穴，又为腑之会穴，乃任脉与手太阳、少阳，足阳明经交会穴，为回阳救逆穴之一，中脘具较强的健脾和胃，降逆和中，理气导滞之功，故治"呕吐不食"之候，《黄帝灸法》有"灸中脘五十壮"之施，名之曰"中脘灸方"。尚可伍胃经下合穴足三里，此乃《灵枢》"合治内腑"之谓，亦即"病在上，下取之"之谓。

（2）《扁鹊心书·窦材灸法》云："霍乱吐泻，乃冷物伤胃，灸中脘五十壮，若四肢厥冷、六脉微细者，其阳欲脱也，急灸关元三百壮。"

此乃《窦材灸法》言"霍乱吐泻"的证治。

"霍乱"，泛指突然剧烈吐泻，心腹绞痛，病之挥霍闷乱，成于顷刻间者。究其病因病机，此证皆由中气素虚，或内伤七情，或外感六淫，或伤饮食，或中邪恶，或触污毒，或阳热外逼，或阴寒内伏而致中阳被困，清浊混淆，升降悖逆，而发上吐下泻诸候。多发于夏秋之交，寒月亦间有之。其候多见心腹胀痛，呕吐泄泻，憎寒壮热，头痛眩晕。其治当温补脾肾，助阳化浊，重证尚须回阳救逆。中脘为胃之募穴，腑之会穴，具有和中化浊之功，又为任脉与手太阳、少阳，足阳明经交会穴，尚为回阳九针之一，故又具调达气机，泌清别浊，回阳救逆之勋，穴属任脉，尚有益肾荣冲之功，乃阴中求阳之用，此即"阳得阴助而生化无穷"之谓也。关元内应胞宫、精室，为元阴、元阳之气闭藏之处，该穴乃任脉与足太阴脾经、足阳明胃经之交会穴，《灵枢》称之为"三结交"，故又具益肾元、荣冲任、健脾胃之功。故一穴关元以其培补先、后天之本之功，以成益元固本、补气壮阳、调补冲任、健脾和中、回阳固脱之治。中脘伍关元灸之，今名"中脘关元灸方"，乃霍乱吐泻之良方。

"疟疾乃冷物积滞而成，不过十日、半月自愈。若延绵不绝乃成脾疟，气虚也，久则元气脱尽而死，灸中脘及左命关各百壮。"

此乃《窦材灸法》言"疟疾乃冷物积滞"的证治。

"疟疾"，系指以间歇性寒战、高热、头痛、出汗为特征的一种疾病。对此病历代医籍皆有记述，最早的文献见于《内经》，并有"疟论""刺疟"等篇。疟疾有日作疟、间日疟、多日疟、风疟、寒疟、温疟、瘅疟、六经疟、脏腑疟的分类。《素问·生气通天论》云："夏伤于暑，秋为痎疟。"意谓夏季受到了暑气的伤害，到了秋季就容易发生痎疟。"痎疟"，乃各种疟疾的总称。《圣济总录·疟病门》有"痎疟者，以疟发该时"之解，意谓病发应时有规律。至汉《金匮要略》有疟病专篇。究其病因病机，《素问·疟论》篇谓"由邪气内搏于五脏，横连募原"所致。大凡因疟邪侵入，伏于半表半里，邪与营卫相搏，正邪分争而引起疟疾诸候。其治当祛邪截疟，和解表里。故窦材有"灸中脘及左命关各百壮"之治。取中脘健脾胃，和中化浊，回阳救逆，而无"元气脱尽"之弊；取命关食窦接脾脏真气，以培后天气血生化之源。二穴相伍，共成健脾和胃、补益气血、调和营卫之功，以驱邪外出。取左命关，乃俾脾气右升、肝气左降之意，以成调达枢机，功达募原，而成扶正祛邪之功。二穴相伍，施以灸法，今名"中脘命关灸方"，以成"保扶阳气""消尽阴翳"之治。

"尸厥不省人事却，又名气厥，灸中脘五十壮。"

此乃《窦材灸法》言"尸厥""气厥"的证治。

尸厥、气厥，皆因脏腑之气逆而不顺，突发昏倒不省人事之候。《黄帝灸法》中，有"气厥、尸厥，灸中脘五百壮"之记。由此可见，此窦材灸法，源于《黄帝灸法》，亦有"灸中脘五十壮"之治，故其作用机理亦相同。

（3）《扁鹊心书·伤寒》篇云："若吐逆而心下痞，灸中脘五十壮，若微微发颤者，欲作汗。服姜附汤而愈。"

此乃《扁鹊心书》言伤寒误治而致"心下痞"的证治。

灸中脘，以其和胃降逆之功而除痞满。"姜附汤"源自《神方》篇之"姜附丹"。窦材认为"此丹补虚助阳消阴，治伤寒阴证，痈疽发背，心胸作痛，心腹痞闷，喉痹、颐项肿，汤水不下及虚劳发热，咳嗽吐血，男妇骨蒸劳热，小儿急慢惊风，痘疹缩陷，黑疱水疱斑，脾劳面黄肌瘦，肾劳面白骨弱，两目昏翳内障，脾疟久痢，水泻米谷不化，又能解利两感伤寒，天行瘟疫，山岚瘴气及不时感冒等证。"该方由生姜（切片）五两、川附子（炮切片，童便浸再加姜汁炒干）五两组成，二药共为末。每服四钱，水一盏，煎七分和渣服。若治中风不语，半身不遂，去附子用川乌去黑皮，制法与附子同。姜味辛入肺，肺旺则一身之气皆为所用，中焦之气充而足，则脾胃出纳之令壮而行，邪气不能容矣，故"吐逆而心下痞"之候可解。生姜味辛性温，入肺经能发散风寒，祛痰止咳；入脾胃能温中祛湿，化饮宽中。附子味辛性热，能回脾肾之元阳，质燥气刚，可逐中下焦之寒湿，斩关夺门之将，痼冷可除，即而论之，附子既能追复散失之亡阳，又能资助不足之元阳。二药相伍，以成补虚助阳消阴之功，则脾肾阳虚，阴寒内盛之"伤寒阴证"可解。

《扁鹊心书》云"姜附汤"，或名"姜附丹"，源自《千金翼方》之"姜附汤"，原为治"痰饮吐水"证而设方。若脾肾阳虚、阴寒邪盛证剧者，可干姜易生姜，盖因干姜味本辛，大热无毒，守而不走，凡胃中虚冷，无阳欲绝，合以附子同投，则能回阳立效，故有"附子无姜不热"之论，故与《伤寒论》之"四逆"自通。《医宗必读》亦名"姜附汤"乃为阴证伤寒而设方。

（4）《扁鹊心书·阳明见证》篇云："阳明燥金内属于胃，六脉浮紧而长，外证目痛发热，手足温，呻吟不绝，服当归柴胡汤、平胃散""若果发昏厥，两目枯陷不能升者，急灸中脘五十壮，渐渐省人事，手足温者生，否则死"。

此乃《扁鹊心书》言"伤寒阳明兼少阳病"的证治。

盖因中脘乃胃之募穴，腑之会穴，任脉与手太阳、少阳，足阳明交会穴，且为回阳九穴之一，故以回阳故逆、温阳固脱之功，以救其厥逆阳气下陷之证。

"当归柴胡汤"乃为治伤寒头痛，发热恶寒，肢节痛，吐逆之证而设方。方由柴胡五钱、半夏二钱（以生姜一钱同捣）、当归一钱、甘草五分组成。加姜、枣，以水二盏煎至八分用之。方中柴胡味苦微辛，气平微寒，具轻清上升，宣透疏达之性，长于疏散少阳半表半里之邪，是以为治邪在少阳往来寒热之主药，故可解"发热恶寒"之候，又以其宣畅气血之功，与补血活血之当归，以治"肢节痛"之症。盖因半夏辛温行散，能行水湿，降逆气，姜制半夏更善于止呕。脾为生痰之源，胃为安谷之器，故半夏又为燥湿祛痰，降逆止呕之要药。甘草味甘，入十二经，乃脾胃之正药，生用偏凉，能清热解毒，炙用性温，能益气补虚，其甘缓之性，又能缓急止痛。生姜、大枣以和营卫、补气血之功而为引药。故诸药合用，则伤寒阳明、少阳二经之病可解。

平胃散，出自宋《太平惠民和剂局方》，方由苍术、厚朴、陈皮、甘草、生姜、大枣组成。方中陈皮味辛而温，主脾肺，调中快膈，导痰消滞，宣五脏理气燥湿。《本草求真》谓其"同补剂则补，同泻剂则泻，同升剂则升，同降剂则降，各随各配，而得其宜"，故任为主药。苍术辛苦性温，能入诸经，疏泄阴阳之湿，厚朴苦能下气，辛能散结，温能燥湿，善除胃中滞气，而兼燥脾家湿郁，共为辅药。甘草调和诸药，生姜和胃止呕，大枣益气补血，共为佐使药。故合入平胃散，以其祛湿健脾，消胀散满之功，以除"呕逆"之证。

（5）《扁鹊心书·劳复》篇云："伤寒瘥后，饮食起居劳动则复发热，其候头痛、身热、烦躁，或腹痛，脉浮而紧，此劳复也。服平胃散、分气丸，汗出而愈。若连服三四次不除者，此元气大虚故也，灸中脘五十壮。"

此乃《扁鹊心书》言"伤寒劳复"的证治。

此条之证候，乃伤寒愈后因饮食起居劳动之因，过劳而复发。予以平胃散、分气丸健脾和胃，消胀除满可愈，若不愈可"灸中脘五十壮"。盖因中脘乃胃之募穴、腑之会穴，"人以胃气为本"，且胃经又为多气多血之经，故中脘有和营卫、调气血之功，故为"伤寒瘥后""劳复"之治穴。

尚为任脉与手太阳、少阳，足阳明经之交会穴，又为回阳九穴之一，有较强的健脾和胃作用，故为脘腹痛之治穴。

"分气丸"，方出《扁鹊心书·神方》篇，并谓"能行气，化酒食"。方由黑丑（半生半熟取头末）四两，青皮（炒）、陈皮（炒）、干姜（炮）、肉桂各一两。共为末，水泛梧子大。每服三十丸，空心姜汤下。方中黑丑（即牵牛子）苦降，通泄之力甚强，长于达三焦，走气分，以除气分湿热壅滞之证。青、陈皮主调中快膈，导痰消滞。肉桂、炮姜能散寒导滞，温通经脉，以解因肾阳不足而导致脾寒腹痛。诸药合用，以其行气、消胀、化食之功而适用于"心腹痞闷疼痛，两胁气胀，痰涎上攻，咽嗌不利"之证。

（6）《扁鹊心书·内伤》篇云："由饮食失节，损其脾气，轻则头晕发热，四肢无力，不思饮食，脉沉而紧，服来复、全真及平胃散；重者六脉浮紧，头痛发热，吐逆，心下痞，服荜澄茄散、来复、全真而愈。若被庸医转下凉药，重损脾气，变生他病，成虚劳膨胀泄泻等证，急灸中脘五十壮、关元百壮，可保全生，若服凉药速死。"

此乃《扁鹊心书》言"内伤"的证治。

盖因内伤之证，饮食其一端也，又有劳倦郁怒，忧悲思虑，喜乐惊恐，恶怒奇愁，皆由七情不以次入，直伤五脏，更有由房室跌仆而成内伤者，临证之工，不可不察。

"内伤"，中医术语，出自《素问·疏五过论》，系指脏气内损所致之疾病。如七情不节、饮食饥饱无常、房劳过度等因素。概而论之曰五劳七伤。五劳即久视、久卧、久坐、久立、久行五种过劳致病因素。对此，《素问·宣明五气论》记云："久视伤血，久卧伤气，久坐伤肉，久立伤骨，久行伤筋，是谓五劳所伤。"《备急千金要方》又指志劳、思劳、心劳、忧劳、疲劳，又指五脏之劳损。对此《医学纲目》记云："何谓五劳？心劳血损，肝劳神损，脾劳食损，肺劳气损，肾劳精损。"七伤指七种劳伤。如《诸病源候论》记云："一曰大饱伤脾，二曰大怒气逆伤肝，三曰强力举重，久坐湿地伤肾，四曰形寒冷饮伤肺，五曰忧愁思虑伤心，六曰风暑寒暑伤形，七曰大恐惧，不节伤志。"故"五劳七伤"或谓"内伤"，均系人之"神"与"形"受到损伤，故其治之要，在于人体的"形与神俱"。即《素问》首篇《上古天真论》所阐明的："其知道者，法于阴阳，和于术数，食饮有节，起居有常，不妄作劳，故能形与神俱，而尽终其天年，度百岁乃去。今时之人不然也，以酒为浆，以妄为常，醉以入房，以欲竭其精，以耗散其真，不知持满，不时御神，务快其心，逆于生乐，起居无节，故半百而衰也。"

其治，窦氏有"急灸中脘五十壮、关元百壮"，即"中脘关元灸方"，并谓"可保全生，若服凉药速死"。盖因中脘乃胃之募穴，腑之会穴，又为回阳九穴之一，故有培补脾胃后天之本，温元固脱之功。关元乃"三结交"之穴，且冲脉又起于关元，故有培元固本、补气壮阳、调补冲任、颐养肝肾、健脾和胃、益气养血、先后天之本俱补之功。于是，二穴共灸，乃为治疗"五劳七伤"之良方。所佐服之方药，可酌情选用。

荜澄茄散乃窦氏为治脾胃虚满，寒气上攻于心，心腹刺痛，两胁作胀，头昏，四肢困倦，吐逆发热，泄泻饱闷等证而设方。方由荜澄茄、高良姜、肉桂、丁香、厚朴（姜汁炒）、桔梗（去芦）、陈皮、三棱（炮、醋炒）、甘草各一两五钱，香附（制）三两组成。共为细末，每服四钱，姜三片，水一盏，煎七分，和渣服。方中荜澄茄为温中散寒之品，功能暖脾胃，行气滞，故任为主药。高良姜性味辛热，善于内攻走里，为温胃散寒之品，肉桂辛甘大热，能补火助阳，散寒止痛，共为辅药。丁香温暖脾胃而降逆气；陈皮健脾和胃，理气燥湿；厚朴下气散结，燥湿除满；香附通行三焦，疏肝解郁，理气止痛；三棱行气消滞而止痛；桔梗苦辛性平，既升且降，具宣胸快膈之功。诸药共为佐药。甘草味甘，入十二经，然实为脾胃之正药，具健脾和胃、缓急止痛之功，故为使药。生姜味辛微温，入肺经能发散风寒，祛痰止咳，入脾胃能温中祛湿，化饮宽中，于此方中，乃逐阴行阳、除湿导滞之用。于是，诸药合用，以其健脾和胃、理气导滞、温胃散寒、降逆止呕之功而愈病。

（7）《扁鹊心书·霍乱》篇云："霍乱由于外感风寒，内伤生冷，致阴阳交错，变成吐泻，初起服珍珠散二钱即愈，或金液丹百粒亦愈。如寒气入腹，搏于筋脉，致筋抽转，即以瓦片烧热，纸裹烙筋转处，立愈。若吐泻后，胃气大损，六脉沉细，四肢厥冷，乃真阳欲脱，灸中脘五十壮、关元三百壮，六脉复生，不灸则死也。"

此乃《扁鹊心书》言"霍乱"的证治。

盖因霍乱之证，三焦失运，中土受伤，一时心疼腹痛，吐利频作，挥霍缭乱，烦剧不宁。其治大法，温其三焦，调其中土可愈。至若厥冷无脉，非重用温补不可，否则转筋入腹而死。

由此可知，霍乱是以起病急骤，猝然发作，上吐下泻为特征的疾病。对其病因病机，历代医籍论述甚详。如《灵枢·五乱》篇云："清气在阴，浊气在阳，营气顺脉，卫气逆行，清浊想干""乱于肠胃，则为霍乱"。《肘后备急方》云："凡所以得霍乱者，多起饮食，或饮食生冷杂物，以肥腻酒脍，而当风履湿，薄衣露坐，或夜卧失覆所致。"

《扁鹊心书》所述之方药，因含重金属，故今多不宜选用。现今可根据病情选方，如散寒燥湿、芳香化浊之藿香正气散；温补脾肾，回阳救逆之附子理中丸。然不论轻重，均可施以"中脘关元灸方"，以其培补先后天之功，以成温阳固脱之效而愈病。

(8)《扁鹊心书·伤脾发潮热》篇云："此因饮食失节，损及脾胃，致元气虚脱，令头昏脚弱，四肢倦怠，心下痞闷，午后发热，乃元气下入阴分""服全真丹、荜澄茄散，三月而愈。若服滋阴降火凉药，其病转甚，若俗医用下药，致病危笃，六脉沉细，灸中脘五十壮、关元一百壮，可保，迟则脾气衰脱而死"。

此乃《扁鹊心书》言"伤脾发潮热"的证治。

对此证胡珏评云："庸医于此证，不知误杀天下多少苍生，而小儿为甚。午后发热，不曰潮热，便云阴虚；心下痞闷，不云食积，便云停痰。动辄寒凉，恣行消克，大人变为虚脱，小儿转为脾风，而犹曰风暑难清，痰热为害，及至垂毙，医者云人力已竭，病家云天数难挽，至死不悟，良可悲哉。"其治，轻者，窦氏有"服全真丹、荜澄茄散"之治。若病情重者，必予"中脘关元灸方"之施，以其健脾和胃、益气渗湿之功而愈病。

(9)《扁鹊心书·厥证》篇记云："《素问》云：五络俱绝，形无所知，其状若尸，名为尸厥。由忧思惊恐，致胃气虚闭于中焦，不得上升下降，故昏冒强直。当灸中脘五十壮即愈。此证妇人多有之，小儿急慢惊风亦是此证，用药无效，若用吐痰下痰药即死，惟灸此穴，可保无虞。"

此乃《扁鹊心书》言"厥证"的证治。

胡珽注云："厥证《经》言详矣，尸厥不过厥证之一端，外有血厥、痰厥、煎厥、薄厥，总皆根气下虚之证，所谓少阴不至者厥也，又云内夺而厥，则为喑痱，此肾虚也。"在该篇中，窦氏尚附一验案："一妇人产后发昏，二日滞涩，面上发麻，牙关紧急，二手拘挛，余曰：此胃气闭也。胃脉夹口环唇，出于齿缝，故见此证。令灸中脘穴五十壮，即日而愈。"此乃取中脘豁痰利膈之功而愈病之验案。

（10）《扁鹊心书·胃疟》篇云："凡人暑月过啖冷物，轻则伤胃，重则伤脾。若初起先寒后热，一日一发，乃胃疟也，易治，或吐，或下，不过十日而愈。扁鹊正法，服四神丹，甚者灸中脘穴三十壮愈。"

此乃《扁鹊心书》言"胃疟"的证治。

中脘乃胃经之募穴，以其健脾胃、和营卫之功而截疟。《素问》有《疟论》《刺疟》篇，对诸疟之证治皆有记载。如《素问·刺疟》篇云："足阳明之疟，令人先寒洒淅，洒淅寒甚，久乃热，热去汗出，喜见日月光火气乃快然，刺足阳明跗上。""跗上"即足阳明胃经之冲阳穴。又云："胃疟者，令人且病也，善饥而不能食，食而支满腹大，刺足阳明、太阳横脉出血。""且病"一词，《新校正》云："太素且病作疽病。""横脉"即足太阴经之商丘、足阳明经之陷谷。今可变"刺方"为"灸方"。故今可予中脘辅以灸冲阳、陷谷、商丘，名"中脘谷丘灸方"，亦以健脾胃、调营卫、和气血之功而愈病。

（11）《扁鹊心书·心痛》篇云："皆由郁火停痰而作，饮食生冷填于阳明、太阴分野，亦能作病""若胃口寒甚""灸中脘七十壮""若脾心痛发而欲死，六脉尚有者，急灸左命关五十壮而苏，内服来复丹、荜澄茄散。若时痛时止，吐清水者，乃蛔攻心包络也，服安虫散。若卒心痛，六脉沉微，汗出不止，爪甲青，足冷过膝，乃真心痛也。不治"。

此乃《扁鹊心书》言"心痛"的证治及预后。

盖因心为一身之主宰，一毫不可犯，处正无偏，岂宜受病。凡痛非心痛，乃心之包络痛与脾痛、胃痛、膈痛耳。审其所因、所客，或气，或痰，虽有九种之分，虚实之异，大概虚者为多，属实者间亦有之，审察而治，庶无差错。该篇所述之痛，乃胃脘痛，多由脾胃虚弱，或胃失和降，或肝气横逆犯胃，气机壅滞而作痛，故有"灸中脘"之施，以其为胃之募穴、腑之会穴，又为任脉与手太阳、少阳，足阳明经之交会穴。故有益任荣冲，健脾和胃，调达枢机，理气导滞之功而愈病。若"痛发而欲死"之重证者，加"灸左命关"穴，名"中脘命关灸方"，以其温阳救逆之功而愈病。来复丹、荜澄茄散亦健脾和胃，理气止痛之方剂。

（12）《扁鹊心书·肾厥》篇云："凡人患头痛，百药不效者，乃肾厥""此病多酒多色人则有之"。

此乃《扁鹊心书》言"肾厥"之病因。

厥证是阴阳失调，气机逆乱所致的一种病证。《素问》有《厥论》专篇，详细论述了厥证的成因、分类、病机、证候等问题。就寒热致病而论，有寒厥、热厥之分；有六经脉之厥逆者，巨阳、阳明、少阳、太阴、少阴、厥阴之厥。因脏腑功能失调而致者，如《普济本事方》云："治肾气不足，气逆上行，头痛不可忍，谓之肾厥。其脉举之则弦，按之石坚。"症见头顶痛不可忍，四肢逆冷，胸脘痞闷，多痰脉弦。治宜温肾纳气为法。对肾厥，窦氏有"中脘关元灸方"之施。附窦氏之验案，斯为佐证："一人因大恼悲伤得病，昼则安静，夜则烦惋，不进饮食，左手无脉，右手沉细，世医以死证论之。余曰：此肾厥病也。因寒气客脾肾二经，灸中脘五十壮，关元五百壮，每日服金液丹、四神丹。至七日左手脉生，少顷，大便下青白脓数升许，全安。此由真气大衰，非药能治，惟艾火灸之。胡珏注云：此证非灸法不愈，非丹药不效，二者人多不能行，医人仅用泛常药以治，其何能生。"丹药"四神丹"，由"三黄丹"（雄黄、雌黄、硫黄）加辰砂而成，除硫黄外，余三药均含重金属，有损肝肾功能，故不宜用之。"金液丹"由一味硫黄而成。该药酸温有毒，内服补火助阳。《本草求真》谓："命门火衰，服附桂不能补者，须服硫黄补之。"一日量约五分至二钱。

（13）《扁鹊心书·痫证》篇云："有胎痫者，在母腹中，母受惊，惊气冲胎，故生子成疾，发则仆倒，口吐涎沫""有气痫者，因恼怒思想而成。须灸中脘穴而愈"。

此乃《扁鹊心书》言"痫证"的证治。

胡珏注云："胎痫出于母腹，俗所谓三搐成痫者也。气痫由于七情，故大病后及忧苦人，并纵性贪口腹人率多患此。医书虽有阴阳五脏之分，然皆未得其要，而愈者盖寡。先生此法直中肯綮，予用之而获效者多矣。"
盖因中脘乃胃之募穴，腑之会穴，任脉与手太阳、少阳，足阳明交会穴，
又为回阳九穴之一，具较强的健脾和胃，化痰导滞，调补气血，回阳救逆
之功，故为治痫证澄本清源之法。附窦氏验案两则，以资佐证。

案1：一人病痫三年余，灸中脘五十壮即愈。

案2：一妇人病痫已十年，亦灸中脘五十壮愈。凡人有此疾，惟灸法
取效最速，药不及也。

（14）《扁鹊心书·惊风》篇云："风木太过，令人发搐，又积热蓄于
胃脘。胃气督闭，亦令卒仆，不知人事""若脾虚发搐，或吐泻后发搐乃
慢惊风也，灸中脘三十壮，服姜附汤而愈"。

此乃《扁鹊心书》言"惊风"的证治。

胡珏注云："小儿之急惊、慢惊，犹大人中风之闭证、脱证，温清补
泻，审病当而用药确，自无差讹。"惊风是小儿时期常见的一种抽搐伴神
昏为特征的疾病，又称"惊厥"，俗称"抽风"，分急惊风和慢惊风两大
类。大凡急惊属实热，宜于清凉；慢惊属虚寒，宜于温补。就慢惊风而
言，证分三端：土虚木亢证，脾肾阳虚证，阴虚风动证，而本篇所述，属
脾肾阳虚之证。盖因脾主运化，又须肾阳温煦，才能发挥其健运作用，而
肾阳又赖脾阳运化之水谷精微，以补充和化生。故脾肾阳虚，运化失司，
聚湿成痰，痰浊蒙蔽清窍而发惊风者，当灸中脘、服姜附汤，以健脾和
胃，豁痰开窍醒神而愈病。

（15）《扁鹊心书·卷下·妇人卒厥》篇云："凡无故昏倒，乃胃气闭
也，灸中脘即愈。"

此乃《扁鹊心书》言"妇人卒厥"的证治。

气上逆而阴阳失调，轻则四肢寒冷，重则不省人事。《素问》有《厥
论》专篇。妇人卒厥，多为贪食多欲之妇，因胃气不通，气逆而发。中脘
居胃脘之中，有较强的健脾和胃功效，且又为回阳九穴之一，施以灸法，
以其畅达中焦之气，而解"胃气闭"之候。

三、神阙灸方

1. 功效主治

《扁鹊心书·周身各穴》篇云:"神阙,在脐中。"

神阙,穴居脐窝正中,仰卧取之,施以灸术,名"神阙灸方"。因其穴在脐中,故名"脐中灸方",又名"脐下灸方"。该穴为元神出入之阙庭,故名神阙,尚有气舍、维会、环谷、气合之别名,乃奇经八脉任脉经之经穴,因脐窝正中布有 11 肋间神经前皮支的内侧支,和腹壁下动静脉,故《黄帝内经素问集注》谓禁针,刺之使人脐中疡溃。宜艾炷灸(隔盐或姜片) 7~15 壮,或艾条灸 20~30 分钟。《铜人》云:"灸百壮。"《甲乙经》云:"脐中,禁不可刺,刺之令人恶疡遗矢者,死不治。"又云:"肠中常鸣,时上冲心,灸脐中。"又云:"绝子,灸脐中,令有子""水肿大脐平,灸脐中"。故该穴有益肾荣任,健脾通腑,理气导滞,固肠止泄,益气固脱,固精涩带之功,灸神阙乃疗百病和强身健体之要术良方。

2. 临床应用

(1)《扁鹊心书·黄帝灸法》云:"男妇虚劳,灸脐下三百壮。"

此乃《黄帝灸法》言"虚劳"灸脐下之法。

"虚劳",又称"虚损",以脏腑亏损,气血不足,精神困惫之谓。对此证候,《诸病源候论》有"七十五候"之多。最早的医学文献见于《内经》。如《素问·通评虚实论》云:"邪气胜则实,精气夺则虚。"又云:"脉气上虚尺虚,是谓重虚""气虚者,言无常也;尺虚者,行步恇然;脉虚者,不象阴也""此滑则生,涩则死也"。"言无常"指因宗气虚,言语无接续。"恇然"为怯弱之意。"不象阴"为脉虚阴亏之象。此段经文乃约言虚劳证之脉象也。《灵枢·决气》篇云:"精脱者,耳聋;气脱者,目不明;津脱者,腠理开,汗大泄;液脱者,骨属屈伸不利,色夭,脑髓消,胫酸,耳数鸣;血脱者,色白,夭然不泽,其脉空虚,此其候也。"此约言精气津液血之虚脱,各有其候。《难经·十四难》尚记述了"五损"的症状、转归及治法。虚劳之名,首见于《金匮要略·血痹虚劳病脉证并治》,其证"脉大为劳,脉极虚亦为劳""劳之为病,其脉浮大,手足烦,春夏剧，秋冬瘥，阴寒精自出，酸削不能行""男子脉虚沉弦，无寒热，短气里急，小便不利，面色白，时目瞑，兼衄，小腹满，此为劳使之然"。《外台秘要》则立五脏劳专论。《普济本事方》对虚损之证强调从脾肾论治。《济生方》有五脏六腑虚实论治之记，并谓"补脾不如补肾"。由此可见，虚劳一证，皆由外伤酒色，内伤七情，饮食劳倦，嗜欲无节所致。其治，《金匮要略》记云："脉得诸芤动微紧，男子失精，女子梦交，桂枝龙骨牡蛎汤主之""虚劳里急，悸衄，腹中痛，梦失精，四肢酸痛，手足烦热，咽干口燥者，小建中汤主之""虚劳里急诸不足，黄芪建中汤主之""虚劳腰痛，小腹拘急，小便不利者，八味肾气主之""虚劳虚烦不得眠，酸枣仁汤主之"。大凡虚劳虽谓不外乎气血亏虚，而当以补脾肾为主，此乃培补先、后天之本之谓也。补脾必本于阳气，补肾必本于阴血。

"脐下"，即脐中之神阙穴。穴位脐之中心，内为元神出入之阙庭，故名。该穴禁针，宜艾灸，为疗百病及健身强体之要穴。故《黄帝灸法》以"男妇虚劳，灸脐下百壮"为其开篇之首条。

该篇又云："男妇水肿，灸脐下五百壮。"

此乃《黄帝灸法》言"水肿"灸脐下之法。

《素问·阴阳应象大论》云："水为阴，火为阳。"其表述了以水火分阴阳，则水的阴阳属性为阴。《素问·逆调论》有"寒从中生者何也"之问。故又有"痹气""阳气少，阴气多，故身寒如从水中出"之对。于是"水"又成为阳虚阴盛之邪。水肿是指体内水液潴留，泛滥肌肤，引起头面、目窠、四肢、腹部，甚至全身浮肿者。本病在《内经》中称为"水"，并根据不同的症状，而分为风水、石水、涌水、肤胀、鼓胀、肠覃、石瘕。如《灵枢·水胀》篇黄帝有"水与肤胀、鼓胀、肠覃、石瘕、石水，何以别之"之问。若风遏水阻，面目浮肿，名"水胀"，即风水、皮水；水邪乘于肌肤为"肤胀"；留于空郭则为"鼓胀"；客于肠外则为"肠覃"；客于子门则为"石瘕"。

《素问·气穴论》中，有"水俞五十七穴"一词，表述了治疗水病的五十七个腧穴。"水俞在诸分"，意谓水属阴，多在肉理诸分之间，故治水当取诸阴分，而有治水五十七穴之论。《素问·水热穴论》篇黄帝有"少阴何以主肾""肾何以主水"之问。而岐伯有"肾者，至阴也；至阴者，盛水也。"之对。黄帝复问:"肾何以能聚水而生病?"岐伯对曰:"肾者,胃之关也,关门不利,聚水而从其类也,上下溢于皮肤故为胕肿,胕肿者,聚水而生病也"之对。在该篇中,黄帝尚有"水俞五十七处者,是何主也"之问,故岐伯又有"肾俞五十七穴,积阴之所聚也,水所从出入也"及"凡五十七穴者,皆脏之阴络,水之所客也"之对。盖因肾为足少阴经,其脏属水,此即"肾何以主水"之因。肾居下焦,开窍于二阴,水谷入胃,经气化作用之后,清者由前阴而出,浊者经后阴而出。肾之气化有司则二便通畅,不化则二阴闭,肾气壮则二阴调,肾气虚则二便不禁,故曰"肾者,胃之关也"。"肾俞五十七穴",并非肾经的俞穴,诚如《素问·逆调论》所云:"水者,循津液而流也;肾者水脏,主津液。"故"水俞五十七穴",又称"肾俞五十七穴",成为阴气所积聚的地方,也是水液由此出入的地方。

水不能自行,必赖气以动,即靠肾中精气的气化功能。故《素问·上古天真论》有"肾者主水,受五脏六腑之精气而藏之"之论;《素问·逆调论》有"肾者水脏,主津液"之论。他如《素问·经脉别论》云:"饮入于胃,游溢精气,上输于脾,脾气散精,上归于肺,通调水道,下输膀胱,水精四布,五经并行,合于四时五脏阴阳,揆度以为常也。"此段经文表述了在正常的生理情况下,津液的输布,是通过胃的摄入,脾的运化和转输,肺的宣发和肃降,肾的蒸腾气化,以三焦为通道,输布于全身。经过气化后的津液,则化为汗液、尿液和浊气排出体外,而肾中精气的蒸腾气化,实际上是主宰着整个津液输布的全过程。这是因为肺、脾等内脏对水液的代谢,即津液的气化功能,均依赖于肾中元气的蒸腾气化作用,故《素问·水热穴论》有"诸水皆生于肾"之论。《素问·灵兰秘典论》云:"三焦者,决渎之官,水道出焉。"决,疏通之意;渎,即沟渠之形。"决渎"即通调水道。三焦在经络属少阳,内联三阴,外联二阳,具沟通水道,运行水液的作用,是水液升降出入的径路,且三焦又是气化的场所。元气是人体最根本之气,根于肾,又通过三焦而充沛于全身,故《难经》有"三焦者,气之所终也""原气之别焉,主持诸气"。所以,概而论之,整个水液的运行过程是以"肾主水液"为核心,以三焦气化为内容构成一个系统。故《灵枢·营卫生成》有"上焦如雾""中焦如沤""下焦如渎"之论。此乃三焦的气化功能在水液运行过程中的协调作用。此即是"水肿，灸脐下"即"脐中灸方"之作用机理。盖因脐乃元神出入之阙庭，且脐在胚胎发育过程中，为腹壁最后的闭合处，在易学中被称为太极脐点，故有益肾元，养肝肾，健脾胃，通三焦，司气化，补气血，和阴阳之功，今对该穴施以灸法，名"神阙灸方"，俾气化有司，津液得布，而无水肿之候。

"阴疽骨蚀，灸脐下三百壮。"

此乃《黄帝灸法》言"阴疽骨蚀"灸脐下之法。

"阴疽"，疽之属阴者名之。"骨蚀"，骨之有损也。《灵枢·刺节真邪》篇云："内伤骨为骨蚀。"若"深中骨""日以益大，则为骨疽"。由此可知，"阴疽骨蚀"多为阴寒之证。大凡平素阳虚，阴寒之邪乘虚侵袭，或阻于筋骨，或阻于肌腠，或阻于血脉，致血虚、寒凝、痰滞，而"阴疽骨蚀"生焉。《黄帝灸法》之"灸脐下三百壮"，乃取灼艾之法，以温阳散寒、导滞化结；穴取任脉经之脐中神阙，以成益肾元，养肝肾，健脾肺，司气化，和阴阳，大补气血之功。故"灸脐下三百壮"，若"阳光普照，阴霾四散"，名曰"神阙灸方"，大有"阳和"之功，而成温阳散寒，养血通脉，补骨益髓之勋。

"肺伤寒，灸脐下三百壮。"

此乃《黄帝灸法》言"肺伤寒"灸脐下之法。

"肺伤寒"，又名"肺中寒"。《金匮要略·五脏风寒积聚病脉证并治》篇记云："肺中寒，吐浊涕。"《素问·阴阳应象大论》云："肺主鼻。"《素问·金匮真言论》云："西方色白，入通于肺，开窍于鼻。"这些盖因肺中于寒，肺窍不利，则鼻塞不通，故浊涕从口中吐出。"浊涕"，乃痰湿所化生也。此症多与鼻渊相似，肺气有有余不足之分，故中寒后除"吐浊涕"外，《素问·调经论》有"气有余则喘咳上气，不足则息利少气"之论。故肺伤于寒，其治须"保扶阳气"，以"消尽阴翳"。虽说肺为贮痰之器，脾为生痰之源，然肾之蒸腾气化有司，则脾阳充，运化有力，无聚湿成痰之弊，而无痰饮咳喘之患。故"灸脐下三百壮"，具培补肾元之气，俾下元无虚惫之候，且脾气得健，肺气得宣，窍窍得利，肺寒得解，喘咳上气之候得解。

"缠喉风，灸脐下三百壮。"

此乃《黄帝灸法》言"缠喉风"灸脐下之法。

"缠喉风"，病证名，以咽喉肿痛，连项而痛，喉内有红丝缠紧，细如绞缚，且麻且痒，手指甲青，手心壮热，痰气壅盛如锯声，手足逆冷，或两颊及项赤色缠绕，身发寒热，为临床证候。故《咽喉脉证通论》云："缠喉风者，谓其咽喉里外皆肿者是也。"《喉科秘钥》记云："乳蛾、喉闭、缠喉风等证皆名喉痹，有风寒火湿毒热之别。如肿而多痰，风也；淡白而牙紧，风寒也；色紫不肿而烂者，风伏寒也；红肿而脉浮者，风火也；烂而不肿脉沉细者，毒也；脉细数而浮者，虚火也；细缓者，虚寒也；或风火相搏，或寒暑相杂，其证不一，变幻多端，依此类推可也。"究其病因多为六淫之邪致病。《丹溪心法附余》云："缠喉风，喉痹之证，其人膈间素有痰涎，或因饮酒过度，或因忿怒失常，或因房劳不节而发作也。何则？饮酒过度是胃火动也，忿怒失常是肝火动也，房室不节是肾火动也。火动痰上而为痰热，燔灼壅塞于咽嗌之间，所以内外肿痛而水浆不入也。其症可谓危且急矣。"究其病机多为内伤七情、酒色之劳而致。《重楼玉钥》云："人之一身百病皆可致危，独咽喉之症尤危之危也。"故丁甘仁《喉痧证治概要》有"救病如救火，走马看咽喉，用药贵乎迅速，万不可误失时机"之论。

《素问·太阴阳明论》云："喉主天气，咽主地气。"故《重纂包氏喉证家宝》有"喉乃太阴呼吸之门，主气而属天；咽乃阳明水谷之道路，属胃而主地"之论。故益胃津，滋肺阴，乃滋阴降火之治，故《黄帝灸法》有"神阙灸方"之施，以益元荣任，益气润燥，和阳济阴之功，而利咽喉。《素问·骨空论》云："任脉者""循腹里上关元，至咽喉"《灵枢·经脉》篇云："心手少阴之脉""从心系上夹咽""脾足太阴之脉""上膈，夹咽""肝足厥阴之脉""循喉咙""肾足少阴之脉""循喉咙"。《灵枢·经别》篇云："足阳明之正""上循咽出于口""足少阳之正""以上夹咽""手心主正""出循喉咙""手少阴之正""上走喉咙""手太阴之正""循喉咙""手阳明之正""上循喉咙"。综上所述，任脉多次与手足三阴经交于喉咙部，具总任一身之阴经之能。故于神阙穴处施灸，可扶持阳气，激发、畅达任脉及手足三阴经及手足阳明经血气运行，以成扶正祛邪之功，而达"阳和"之效。

"老人二便不禁，灸脐下三百壮。"

此乃《黄帝灸法》言"老人二便不禁"之治法。

《灵枢·卫气失常》篇云："人年五十已上为老，二十已上为壮，十八已下为少，六岁已下为小。"对此张志聪注云："此论卫气有盛衰也。年少小者，卫气始长，年壮者，卫气正盛，五十以上，卫气渐衰。"故五十岁以上为老人。《灵枢·卫气行》篇云："卫气之行，一日一夜五十周于身，昼日行于阳二十五周，夜行于阴二十五周。周于五脏。"在这个过程中，卫气行于阳时候，每一周都要交会足少阴肾经一次，盖因卫是阳气，交会足少阴肾经一次，才会取得阴精的支持，不然阳气会因卫气不停地消耗而枯竭，阳气须阴精的支持，此即《内经》"阴根于阳"之谓。同理，"夜行于阴二十五周，周于五脏"，是"其始入阴，常从足少阴注于肾"，"周于五脏"之后，"复注于肾为周"，揭示的"夜行于阴""周于五脏"，仍是肾精的支持。由此可见，卫气的盛衰，当是肾气的盛衰，《素问·上古天真论》有"男子""五八，肾气衰""七八""精少，肾脏衰，形体皆极"之述。"五八"示人四十岁，"七八"，示人五十六岁，此亦示"人年五十已上为老"之由也。《素问·金匮真言论》云："北方黑色，入通于肾，开窍于二阴，藏精于肾"。故《素问·水热穴论》云："肾者，胃之关也。"故肾气虚，则关门不利，而有"老人二便不禁"之候，即肾气不固则小便失禁；命关火衰，火不生土，关门不利，而大便失禁。故"老人二便不禁"，当属中医虚劳范畴。神阙乃元神出入之神阙，且又为任脉经之要穴，有益肾元、健脾胃之功。故"老人二便不禁"《黄帝灸法》有"脐下灸"之施。《针灸大成》有灸脐治病法，用之则"诸邪不侵，百病不入，长生耐老，脾胃强壮"。由此可见"神阙灸方"，非但治"老人二便不禁"之疾，乃主治"虚劳"证之良方。

"老人气喘，灸脐下三百壮。"

此乃《黄帝灸法》言"老人气喘"之治法。

喘证是以呼吸困难，甚则张口抬肩，鼻翼扇动，不能平卧为其特征。本证严重时，不但肝肾俱虚，在孤阳欲脱之时，每易累及心脉。盖因心脉上通于肺，宗气贯心肺而行呼吸，肾脉上络于心，心肾互济，则心脉畅行，且心阳根于命门之火，心阳衰败，则脉运无力，此即喘必见胸闷气短之候之由。故肺肾俱虚乃虚喘之因也。对此《问斋医案》记云："肺为气之主，肾乃气之根，肾虚气不归原，肺损气无依附，孤阳浮泛作喘，"诚为剥极之候。"剥"，乃为十二消息卦之卦名，是五阴一阳之卦象，即"孤阳"之候，故称"剥极之候"。故《叶天士医案》记云："老年久嗽，身动则喘，晨起喉舌干燥，夜则溲溺如淋，此肾液已枯，气散失纳，非病也，衰也。"年老之人，肾气必衰，故"老人气喘"，多因肾虚而不能藏纳肺气也，虽说"肺为贮痰之器，脾为生痰之源"，然肾司气化，痰湿不生，则无咳喘之候也。故以补肾为吃紧，虽不治脾肺，而脾肺得荫也。故《灵枢·癫狂》篇云："短气，息短不属，动作气索，补足少阴。"该篇又云："少气，身漯漯也，言吸吸也，骨酸体重，懈惰不能动，补足少阴。"盖因脐下神阙，乃益肾元，补命门之要穴，故"老人气喘"《黄帝灸法》有"神阙灸方"之施。借灸火引领命门真火以煦和，则阳气得扶，阴翳得消，神阙借任脉之精以濡养，则脾肺肾之气得充，而无痰涎壅滞之弊，此即"从阴引阳""从阳引阴"之大法也。由此可见，肾司蒸化开阖，固藏摄纳，必无喘证可发。

"暑月腹痛，灸脐下三百壮。"

此乃《黄帝灸法》言"暑月腹痛"灸脐下之法。

"暑"是夏季的主气，乃火热之气所化，故《素问·五运行大论》云："其在天为热，在地为火""其性为暑"。暑邪致病有明显的季节性，主要发生夏至以后，立秋以前，所以《素问·热论》有云："先夏至日者为病温，后夏至日者为病暑。"于是"暑月"，系指夏暑季节。"腹痛"，系指腹部胃脘以下脐的两旁及耻骨以上部位发生的疼痛者。"暑月腹痛"，系指夏暑季节，感受暑邪而致腹痛。对此，《张氏医通》记云："感暑而痛，或泻利并作。"暑多并湿，暑为阳邪，湿为阴邪，故夏令暑湿之邪，搏于肠胃，与肠胃中水谷相互混杂，暑湿之邪不得发越，食饮不得运化，气机逆乱，致腹痛、泻利。故其治当清暑利湿，辟秽化浊。故《黄帝灸法》有"灸神阙"之术，以神阙益肾荣任，健脾和胃，渗湿止泄，缓急止痛之功，而成"保扶阳气""消尽阴翳"之功，则暑湿之邪得除，而"暑月腹痛"病臻痊可。

"妇人脐下或下部出脓水，灸脐下三百壮。"

此乃《黄帝灸法》言"妇人脐下或下部出脓水"的治法。

盖因脐为神阙穴，上脾下肾，故不可有伤。对此证致病之由，《窦材心书·中卷》有"脐中及下部出脓水"之候，认为此由真气虚脱，冲任之血不行，化为脓水，或从脐中，或从阴中，淋沥而下。其并云："不治即死。"其治，窦材以"灸石门穴二百壮"为法，今视此证，当行"神阙灸法"，以神阙补脾肾，调冲任，益气养血，施以灸法，护扶阳气，消除脓水湿浊之"阴翳"。石门为任脉经之腧穴，又为手少阳三焦经之募穴，具益肾元、荣冲任、理气导滞之功，而为主治泌尿生殖系统疾病之要穴。故可加施"石门灸方"。

"妇人半产，久则成虚劳水肿，急灸脐下三百壮。"

此乃《黄帝灸法》言"妇人半产，久则成虚劳水肿"之治法。

妊娠 12 周内，胚胎自然殒堕者，称为"堕胎"，妊娠 12～28 周内，胎儿已成形而自然殒堕者，称"小产"，最早的医学文献《金匮要略》，在《妇人妊娠病脉证并治》篇称"半产"。现代医学均称"早期流产""晚期流产"或"早产"。造成"堕胎"或"半产"之由，多因禀赋不足，肾气亏虚，胎元不实；或脾胃虚弱，化源不足，精亏血少；或房室不节，暗损精血，虚则提摄不固，灌溉不周，致冲任虚损，胎失荣系致殒堕。加之胎堕后未行调治，则发"虚劳、水肿"之候。"虚劳"又称虚损，乃先后天俱不足之候，而见气血不足、精神困惫之证。故其治当以补脾肾为要，补脾必本于阳气，补肾必本于阴精。故有"灸脐下三百壮"之术；"水肿"，系指体内水液潴留，泛滥肌肤，而致水肿。其因多为肾失蒸腾，脾失健运，肺失宣发肃降，三焦、膀胱气化失司所致。故有"灸脐下三百壮"之术。至于"神阙灸方"之作用机理，可见"男妇虚劳，灸脐下三百壮"及"男妇水肿，灸脐下五百壮"条之解。

"死脉及恶脉见，急灸脐下五百壮。"

此乃《黄帝灸法》言"死脉及恶脉"的治法。

"死脉"指脉象无神、无根、无胃气者，多见于疾病后期，脏腑之气衰竭，胃气衰绝之际，又称真脏脉、败脉、绝脉。如《素问·平人气象论》有"死肝脉来，急益劲，如新张弓弦，曰肝死""死心脉来，前曲后居，如操带钩，曰心死""死脾脉来，锐坚如乌之喙，如鸟之距，如屋之漏，如水之流，曰脾死""死肺脉来，如物之浮，如风吹毛，曰肺死""死肾脉来，发如夺索，辟辟如弹石，曰肾死"。他如《素问·玉机真脏论》有"真肝脉至""真心脉至""真脾脉至""真肺脉至""真肾脉至""乃死"的记述。再如《难经·十四难》云："至之脉，一呼五至曰死""三呼一至曰死""脉来一呼六至，一吸六至为死脉也"。"恶脉"一词，首见于《肘后备急方》，原指春冬之恶风入于脉络，以致血瘀而发。症见肢体赤脉隆起，如蚯蚓状。今多指现代医学之血栓性静脉炎。其治前者宜"保扶阳气""消尽阴翳"，后者重在益气养血，活血通脉。"死脉""恶脉"见，"急灸脐下五百壮"，即"神阙灸法"。在"虚劳"一节，已表述了该法之作用机理，即神阙乃任脉经之腧穴，任脉乃阴脉之海，神阙乃元神出入之庭阙，有益肾荣任、和营卫、益气血、通脉导滞之功，加之施以灸法，则"保扶阳气""消尽阴翳""养血通脉"之功大增，故"急灸脐下五百壮"则"死脉""恶脉"之证，有望可解。故此法为胸痹、脉痹之治方，且对现代医学之冠心病、风心病、肺心病及血栓性脉管炎也有很好的疗效。

"妇人产后腹胀水肿，灸命关百壮、脐下三百壮。"

此乃《黄帝灸法》言"妇人产后腹胀水肿"的治法。

妇人素体虚弱，或肾元不足，或脾肺气虚，多因产时耗气伤血，脾脏之气益虚。致脾失健运，则痰湿内生，胃失受纳腐热，则食滞胃肠，均可导致腹胀。若脾失健运，肺失宣发肃降，肾失气化，则水湿浸淫肌肤发为水肿。"命关"，即脾经之食窦穴，以其为足太阴脉气所发之处，故有健脾益气之功。窦材谓其"能接脾脏真气，治三十二种脾病""一切大病属脾者并皆治之"，故为腹胀水肿之治穴，名"命关灸方"。"脐下"即神阙穴，乃任脉经之穴，穴居脐之中心，内为元神出入之庭阙，具益元荣任，扶阳益阴，健脾和胃，渗湿利水之功，故为腹胀水肿之治穴，加之施以灸法，名"神阙灸方"，则"扶阳气、消阴翳"之功倍增。二方合用，名"神阙命关灸方"。

"肾虚面黑色，灸脐下五百壮。"

此乃《黄帝灸法》言"肾虚面黑色"的治法。

《素问·六节藏象论》云："肾者，主蛰封藏之本，精之处也""为阴中之少阴，通于冬气"。《素问·逆调论》云："肾者水脏，主津液。"由此可知，肾具有贮存、封藏精气的生理功能。精，是构成人体和维持人体生命活动的基本物质，故《素问·金匮真言论》云："夫精者，身之本也。"人体之精，有广义、狭义之分。狭义之精，系指生殖之精，其中包括禀受父母生殖之精，故《灵枢·本神》篇云："故生之来谓之精。"广义的精，是指人身一切精微物质，如机体的气血、津液，以及从饮食中吸收的水谷精微，即后天之精。所以，肾精包括先天之精和后之精两部分。肾虚，又称肾亏。因肾为先天之本，内藏真阴真阳，只宜固藏，不宜泄，若因禀赋不足，或劳倦过度，或房室不节，或生殖过多，或久病失养，损伤精气，而发本病。《灵枢·邪气脏腑病形》篇云："诸阳之会，皆在于面""其气之津液皆上熏于面"。《素问·金匮真言论》云："北方黑色，入通于肾。"由此可知，黑色配属五行属肾，为正常之面色。《素问·脉要精微论》云："夫精明五色者，气之华也。"《素问·五脏生成》篇云："五脏之气""黑如炲者死""黑如乌羽者生"。意谓面色呈黎黑有光泽，表示肾脏精气充足，则为健康之色；"炲"，通"炱"，烟气凝积而成的黑灰，俗称"烟子"。若面色如"黑灰"，表示肾精亏损，即肾虚，则为病色。是故肾虚之面黑，当是"黑如炲者"。虽肾虚有阴虚、阳虚之别，而面色"如炲"，乃肾中元阳不充则气不能"上熏于面"，元精不足，则不能泽于面，此乃肾元皆不足之候。任脉经之腧穴，有任养之功，神阙为元神出入之庭阙，有扶阳益阴，益元荣任之功，故施以灸法，为"肾虚面黑"之良方。

"妇人产后热不退，恐渐成痨瘵，急灸脐下三百壮。"

此乃《黄帝灸法》言"妇人产后热不退，恐渐成痨瘵"的治法。

"妇人产后发热"一证，多指产褥期以发热为主要证候的疾病。盖因产后失血和疲劳，使产妇处于阴血骤虚，阳无所依，致阳气浮越于外，营卫失和而发热。对此，《金匮要略·妇人产后病脉证治》篇记有"产后七八日""不大便，烦躁发热"者；有"产后风续续数十日不解，头微痛，恶寒，时时有热"者；有"产后中风，发热"者；有"妇人在草蓐，自发露得风，四肢苦烦热"者。论其病因，《医宗金鉴·妇科心法要诀》论述甚详，指出"产后发热之故，非指一端"，可由外感、瘀血、血虚、伤食、蒸乳所致。痨瘵，又称劳瘵、肺劳，指感受痨虫而导致的各种疾患，包括现代医学之肺结核病。《素问·评热病论》云："邪之所凑，其气必虚。"《灵枢·口问》篇云："故邪之所在，皆为不足。"故有"急灸脐下三百壮"之施，俾产后之热得解，正气得复，必无痨瘵之成。不论是何因而致产后发热，扶正达邪乃正治之法。脐下神阙，乃任脉经之腧穴，有益肾荣任、和营卫、补气血之功，可疗虚损。《针灸大成》有灸脐治病法，用之则"诸邪不侵，百病不入，长生耐老，脾胃强壮"。故产后或阳虚发热或阴虚发热，灸神阙则营卫和而发热之证得除。《素问·通评虚实论》有云："乳子而病热""手足温则生，寒则死"。故灸神阙，以其"扶持阳气"之功，以增和营卫、益气血之效。

（2）《扁鹊心书·窦材灸法》云："肠癖下血，久不止，此饮食冷物损大肠气也，灸神阙穴三百壮。"

此乃《窦材灸法》言"肠癖下血"的治法。

"癖"通"澼"。肠癖古病名，即今之痢疾。"澼"，指垢腻黏滑似涕似脓的液体，自肠排出，故称肠澼。《素问·通评虚实论》云："肠澼便血，何如？岐伯曰：身热则死，寒则生。"又云："肠澼下脓血，何如？岐伯曰：脉悬绝则死，滑大则生。"脐为元神出入之阙庭，《医宗金鉴》谓"主治百病"；《针灸大成》云其用之"诸邪不侵，百病不入，长生耐老，脾胃强壮"；《明堂灸经》谓神阙"主泄利不止"。此病乃"饮食冷物损大肠气"之疾。故于该穴处施以灸法，有温暖下元、回阳救逆、健脾渗湿、固肠止泻之效，故而"肠癖下血"之候得解。

"虚劳人及老人与病后大便不通，难服利药，灸神阙一百壮。"

此乃《窦材灸法》言"虚劳人及老人与病后大便不通"的治法。

大便秘结不通，简称便秘。"虚劳人及老人与病后大便不通"，多属气血不足，下元亏损，肠道失濡之虚秘范畴，故其治当益气通肠，养血润燥。故于神阙著盐灸之，以益肾元、补精血、和脾胃、生气血、润肠腑，以成通便润燥之功，则虚秘可愈。

"老人滑肠困重，乃阳气虚脱，小便不禁，灸神阙三百壮。"

此乃《窦材灸法》言"老人滑肠""小便不禁"的治法。

《素问·水热穴论》云："肾者胃之关也。"《素问·金匮真言论》云：

"肾""开窍于二阴也"。"滑肠",即滑泄,泄下不禁之候,多因脾肾阳虚,脾胃之运化失司,肠失传化物及泌清别浊之功,且肾气虚衰关门不利,而致"滑肠"。"小便不禁",即小便自下而不能忍之候。《素问·上古天真论》云:"肾者主水,受五脏六腑之精而藏之。"《素问·逆调论》云:"肾者水脏,主津液。"其说明肾中精气的气化功能,对于体内津液的输布和排泄,维持体内津液的输布起着重要的作用。《素问·经脉别论》云:"饮入于胃,游溢精气,上输于脾,脾气散精,上归于肺,通调水道,下输膀胱,水精四布,五经并行,合于四时五脏阴阳,揆度以为常也。"此段经文表述了在正常的生理情况下,津液的输布是通过胃的摄入、脾的运化和输布,肺的宣发和肃降,肾的蒸腾和气化,以三焦为通道,输布全身。残废的水液,或化为汗液,或化为尿液,或化为浊气,分别从汗孔、尿道、呼吸道排出体外。实际上,肾气的蒸腾气化主宰着水液代谢的全过程。故肾气虚衰,必然造成整个代谢功能失司,即肾阳式微,关门不利,小便不禁。综上所述,若肾阳式微,阳气虚脱,肾之关门不利,必造成二便失禁,故有"神阙灸方"之施。盖因神阙有益肾元、健脾胃之功,俾禁固有司,而愈二便失禁之证。

(3)《扁鹊心书·大病宜灸》云:"医之治病用灸,如做饭用薪,今人不能治大病,良由不知针艾故也。世有百余种大病""如伤寒、疽疮、痨瘵、中风、肿胀、泄泻、久痢、喉痹、小儿急慢惊风、痘疹黑陷等证,若灸迟,真气已脱,虽灸亦无用矣;若能早灸,自然阳气不绝,性命坚牢""凡大病宜灸脐下五百壮,补接真气,即此法也"。

此乃《扁鹊心书》言"大病宜灸"的作用机理及适应范围。

由此可知,"神阙灸方"在灸法中的重要地位。

(4)《扁鹊心书·暑月伤食泄泻》篇云:"凡暑月饮食生冷太过,伤人六腑。伤胃则注下暴泄;伤脾则滑泄,米谷不化;伤大肠则泻白,肠中痛。皆宜服金液丹、霹雳汤,三日而愈。不愈则成脾泄,急灸神阙百壮。"

此乃《扁鹊心书》言"暑月伤食泄泻"的证治。

"暑月伤食泄泻",其治当健脾渗湿,和胃除湿,消食导滞。其方药有金液丹、霹雳汤之治,其灸有神阙之施。"急灸神阙百壮",意谓法当健脾胃、养肝肾、温阳固脱、回阳救逆。其法宜脐中著盐灸之。《医宗金鉴》

云："主治百病。"《针灸大成》谓其法："诸邪不侵，百病不入，长生耐老，脾胃强健。"

（5）《扁鹊心书·肠癖下血》篇云："此由饮食失节，或大醉大饱，致肠胃横解，久之冷积于大肠之间，致血不流通，随大便而出，病虽寻常，然有终身不愈者。庸医皆用凉药止血，故连绵不已。盖血愈止愈凝，非草木所能治也。正法：先灸神阙穴百壮。"

此乃《扁鹊心书》言"肠癖下血"的证治及其预后。

胡珏注云："经云：阴络伤则血内溢，血内溢则后血。治此之法，总在别其脉之强弱，色之鲜暗，该清，该温，愈亦不难。若不慎饮食，恣纵酒色，断不能愈矣。""肠癖"一词，见于《素问·通评虚实论》篇，为大便下脓血之疾。盖因脾虚统血失司，血溢肠络而发，故有神阙之灸，以益元固本，健脾益气，固肠止血之功而愈病。

（6）《扁鹊心书·吐泻》篇云："小儿吐泻因伤食者""脉沉细，手足冷者，灸脐下一百五十壮，慢惊吐泻灸中脘五十壮"。

此乃《扁鹊心书》言"吐泻"的证治。

"脐下"，即神阙穴，具健脾和胃，降逆止呕，固肠止泻之功，故乃治吐泄之要穴。中脘乃胃之募穴，腑之会穴，故有健脾和胃，化痰导滞，固肠止泻，回阳救逆之功，乃惊风、吐泻之治穴。二穴相伍，施以灸法，今名"神阙中脘灸方"，为胃脘痛、恶心、呕吐、泄泻、惊风之效方。

四、阴交灸方

1. 功效主治

《扁鹊心书·周身各穴》篇云："阴交，在脐下一寸。"

阴交，穴居腹部正中线上，脐下一寸，即石门与神阙之间。《会元针灸学》云："阴交者，元阳之气相交于阴，癸水之精合于阴气，上水分合于任脉之精，阳气从上而下，与元阴相交注于丹田，水火既济，故名阴交。"阴交穴居脐下一寸腹部正中线上，石门与神阙之间是穴。该穴为任脉与足少阴经、冲脉交会穴，具温补下元，和阴阳，补气血，益冲任，温经通脉，理气导滞之功，为治疗妇科病、疝气、阳痿、腹痛之要穴。《甲乙经》云："阴交,一名少关,一名横户,在脐下一寸,任脉、气冲之会""灸五壮""奔豚上腹,膜坚痛引阴中,不得小便,两丸骞,阴交主之""舌纵涎下,烦闷,阴交主之""女子手脚拘挛,腹满疝,月水不通,乳余疾,绝子阴痒,阴交主之"。《卫生宝鉴》云:"凡妇人产后气血俱虚,灸脐下一寸至四寸(即阴交、气海、石门、关元、中极)各百壮,炷如小麦大,元气自生。"

2. 临床应用

《扁鹊心书·斑疹》篇云:"小儿麻疹""但黑疱斑及缩陷等证,古今治之,未得其法,以为火而用凉药治者,十无一生。盖此乃污血逆于皮肤,凝滞不行,久则攻心而死。黄帝正法,用霹雳汤、姜附汤。凡多死之证,但用此法,常有得生者。盖毒血死于各经,决无复还之理。惟附子健壮,峻走十二经络,故用此攻之,十中常生八九。于脐下一寸,灸五十壮,则十分无事。若以凉药凝冰其血,致遍身青黑而死,此其过也。世俗凡遇热证,辄以凉药投之,热气未去,元气又漓,此法最不良。余每遇热证,以知母五钱煎服,热即退,元气无损,此乃秘法"。

此乃《扁鹊心书》言"斑疹"的证治及预后。

霹雳汤、姜附汤乃为脾胃虚弱,阳虚阴寒之证而设方。脐下一寸,乃任脉经之阴交穴。任脉为阴脉之海,故阴交乃肾中元阳之气相交于阴之处,具温补肾元,护扶阳气,消尽阴毒之功而愈病。此乃《内经》从阴引阳之法,即明代张景岳"善补阳者,必于阴中求阳,则阳得阴助而生化无穷"之谓也。

五、气海灸方

1. 功效主治

《扁鹊心书·周身各穴》篇云:"气海,在脐下一寸五分。"

气,指元气;海,指海洋。气海,为人身元气之海,故名。气海穴位于前正中线脐下一寸五分,当关元与神阙之间,仰卧取之。《素问·腹中论》云:"人有身体髀股胻皆肿,环脐而痛,是为何病?岐伯曰:病名伏梁,此风根也。其气溢于大肠而著于肓,肓之原在脐下,故环脐而痛也。"

"肓之原"，即脖胦，为任脉之气海穴。《甲乙经》云："气海，一名脖胦，一名下肓。"故气海具温补下焦，益元荣肾，调补冲任，益气固脱之功，故为崩漏、带下、阴挺、月经不调、经闭、产后出血、疝气、遗尿、癃闭、遗精、阳痿、腹痛、泄泻、便秘脱肛、水肿、哮喘、中风脱证之治穴。对该穴施以灸法，名"气海灸方"。

2. 临床应用

（1）《扁鹊心法·窦材灸法》云："上消病日饮水三五升，乃心肺壅热，又吃冷物，伤肺肾之气，灸关元一百壮，可以免死，或春灸气海、秋灸关元三百壮，口生津液。"

此乃《窦材灸法》言"上消"的证治。

消渴，是多饮、多食、多尿、身体消瘦，或尿浊、尿有甜味为特征的一种疾病。其名，首见于《内经》。如《素问·奇病论》云："帝曰：有病口甘者，病名为何？何以得之？岐伯曰：此五气之溢也，名曰脾瘅。夫五味入口，藏于胃，脾为之行其精气，津液在脾，故令人口甘也，此肥美所发也，此人必数食甘美而多肥也，肥者令人内热，甘者令人中满，故其气上溢，转为消渴。""五气"，即五谷之气。张介宾注云："五气，五味之所化也，即水谷所化之精气。""瘅"，热也。"脾瘅"，指脾热而谷气上溢所致口中有甜腻之候。此条经文表述了过食肥甘而产生内热，久则"其气上溢"，可成消渴。《素问·气厥论》云："心移热于肺，传为膈消。"其表述了上消之属热者。《证治准绳·消瘅》篇谓"渴而多饮为上消"，故"膈消"属上消范畴。

气海亦任脉之经穴，为元气之海。春天属肝木，肝者体阴而用阳，故灸气海乃重在益元荣肾，调冲任之功，俾水足肝柔，则肝肾之阴得养，而无阴虚壅热之弊，故谓"春灸气海"。秋为肃杀之季，以关元补肾元，益肾阴，乃金水相滋之治，俾肺无壅热之候，故谓"秋灸关元"。虽云"或春灸气海，秋灸关元"，实则四季皆可灸之，说明了消渴重证，无论上、中、下消，均可二穴合用，今名"气海关元灸方"。

（2）《扁鹊心书·五等虚实》篇云："看病要审元气虚实""甚虚者，元气大衰成大病""将脱者，元气将脱也，尚有丝毫元气未尽，惟六脉尚有小胃气，命若悬弱，生死立待，此际非寻常药饵所能救，须灸气海、丹田、关元各三百壮，固其脾肾"。

此乃《扁鹊心书》言"五等虚实"的证治。

大凡元气虚衰必成大病，故有气海、丹田、关元之灸，今名"气海保元灸方"。此处之丹田，即任脉经之石门穴。

（3）《扁鹊心书·消渴》篇云："此病由心肺气虚，多食生冷，冰脱肺气，或色欲过度，重伤于肾，致津不得上荣而成消渴。盖肾脉贯咽喉，系舌本，若肾水枯涸，不能上荣于口，令人多饮而小便反少，方书作热治之，损其肾元，误人甚多。正书，春灸气海三百壮，秋灸关元二百壮，日服延寿丹十九，二月之后，肾气复生。若服降火药，暂时有效，日久肺气渐损，肾气渐衰，变成虚劳而死矣。此证大忌酒色，生冷硬物，若脾气有余，肾气不足，则成消中病，脾实有火，故善食而消。肾气不足，故下部少力，或小便如疝。"

此乃《扁鹊心书》言"消渴"的证治。

窦氏认为，不可将消渴作三焦积热而用凉药。盖脾虽有热，而凉药泻之，热未去而脾先伤败。该篇尚记有一验案："一人频饮水而渴不止，余曰：君病是消渴也，乃脾肺气虚，非内热也。其人曰，前服凉药六剂，热虽退而渴不止，觉胸胁气痞而喘。余曰：前证止伤脾肺，因凉药复损元气，故不能健运而水停心下也。急灸关元、气海各三百壮""六十日津液复生"。大凡病消渴，虽云"春灸气海""秋灸关元"，今多二穴合用，名"气海关元灸方"，适用一切消渴之证。盖因其为"从阳引阴""从阴引阳"之法。

因延寿丹中的雄黄、辰砂含重金属成分，故今多不用之。

（4）《扁鹊心书·疝气》篇云："由于肾气虚寒，凝积下焦""灸气海穴自愈"。

此乃《扁鹊心书》言"疝气"的证治。

胡珏注云："此证《黄帝内经》论五脏皆有，而后人以病由于肝，先生言因肾气虚寒，总不若丹艾之妙。"凡体腔内容物向外突出，睾丸或阴囊肿胀疼痛之证，中医名之曰疝气。《素问·大奇论》云："肾脉大急沉，肝脉大急沉，皆为疝。"此皆因肝肾亏虚，冲任失濡，筋脉挛急，而发腹痛寒疝。故其治，有气海之灸。气海乃任脉经之腧穴，为元气之海，其温补下焦，养肝肾，调冲任，濡筋通脉之功，而成缓急止痛之效，故灸之，则寒疝得解。

六、石门灸方

1. 功效主治

《扁鹊心书·周身各穴》篇云："石门，在脐下二寸三分。"

石门，穴居腹部正中线上，曲骨上三寸，脐下二寸，仰卧取之。《甲乙经》云："石门，三焦募也，一名利机，一名精露，一名丹田，一名命门，在脐下二寸，任脉气所发。"故石门为奇经八脉任脉经之经穴，又为手少阳三焦经之募穴。石，岩石；门，门户。石有坚实之意，本穴能治下腹部如石之积病，故名石门。以其具益元荣任，调达枢机，理气调冲之功，故又有利机、精露、丹田、命门、三焦募之别名，为治泌尿生殖系统疾病之要穴。灸之，名"石门灸方"，又为治疗疝气、腹痛、泄泻、癃闭、遗溺、水肿之良方。《铜人》谓"灸二七壮，止二百壮。"据《丹溪心法》所云："大病虚脱，本是阴虚，用艾灸丹田者，所以补阳，阴生则阳长故也。"盖因任脉经之经穴，均有益元荣任，调补气血之功，施艾灸术，以保扶阳气，鼓舞血气运行，此《内经》从阴引阳之理，即景岳"善补阳者，必于阴中求阳，则阳得阴助而生化无穷"之谓。

2. 临床应用

（1）《扁鹊心书·洗头风》篇云："凡人沐头后，或犯房事，或当风取凉，致贼风客入太阳经，或风府穴，令人卒仆，口牙皆紧，四肢反张。急服姜附汤，甚者灸石门穴三十壮。"

此乃《扁鹊心书》言"洗头风"的证治。

大凡人沐头后，玄府腠理均开，故或犯房事，或当风取凉，均可因外邪乘虚侵入而见诸症。法当温分肉，实腠理，保扶阳气，故有石门之灸。盖因石门乃任脉经之腧穴，又为手少阳三焦经之募穴，具益元荣冲，通达阳气，敷布津液之功，故而具驱除客入太阳经之贼风之效。急服姜附汤亦温阳开腠之治。

（2）《扁鹊心书·牙槽风》篇云："凡牙齿以刀针挑之，致牙根空露，为风邪所乘，令人齿龋。急者溃烂于顷刻，急服姜附汤，甚者灸石门穴。"

此乃《扁鹊心书》言"牙槽风"的证治。

盖因肾主骨，齿乃骨之余，破伤宣露，风邪直袭肾经，致溃烂于俄顷。故而有"急服姜附汤""灸石门"之施，其理乃具益元固肾，保扶阳气，以消尽阴翳之谓。

（3）《扁鹊心书·血崩》篇云："经云：女子二七而天癸至，任脉通，太冲脉盛，月事以时下，若因房事太过，或生育太多，或暴怒内损真气，致任脉崩损，故血大下，卒不可止，如山崩之骤也。治宜阿胶汤、补宫丸半斤而愈。切不可用止血药，恐变生他病，久之一崩不可为矣。若势来太多，其人作晕，急灸石门穴，其血立止。"

此乃《扁鹊心书》言"血崩"的证治。

胡珏注云："血崩之证，乃先后天冲任经隧周身之血，悉皆不能收持，一时暴下，有如山崩水溢，不可止遏，非重剂参附补救不能生也，间有属实者，当以形证求之。"妇女非其经期阴道大量出血，或淋沥不断而出血者，谓之"崩漏"。来势急，出血多，若山之崩者，谓之"崩"，或谓"崩中"，或谓"血崩""经崩"；出血量少，淋沥不尽，如器之漏者，谓之"漏"，或谓"漏下""经漏"。《素问·奇病论》云："胞络者系于肾。"冲为血海，任主胞胎，肝肾为冲任之源，精血之本。真阴充盛，元阳固密，则冲任通调，血海满盈，月经以时下。若禀赋不足，或久病及肾，或早婚多产，或房劳伤肾，冲任不调，胞宫失固，经血失约，以致月经不调，崩漏诸病。《甲乙经》云："石门三焦募也""一名丹田，一名命门"，具益元固本，调补冲任，颐养肝肾，荣胞濡脉，调经止崩之功。故有"急灸石门，其血立止"之效。

阿胶汤、补宫丸亦养肝肾、调冲任之施。

（4）《扁鹊心书·脐中及下部出脓水》篇云："此由真气虚脱，冲任之血不行，化为脓水，或从脐中，或从阴中，淋沥而下，不治即死。灸石门穴二百壮。"

此乃《扁鹊心书》言"脐中及下部出脓水"的证治。

胡珏注云："脐为神阙穴，上脾下肾，不可有伤，若出脓水，先后天之气泄矣，焉得不死。"《扁鹊心书·黄帝灸法》有"妇人脐下或下部出脓水，灸脐下三百壮"之施。同理，此证亦脾肾亏虚之证，今予以"石门灸方"，取其培补先后天之本，益脾肾、调冲任，补气血之功而愈病。

（5）《扁鹊心书·产后虚劳》篇云："生产出血过多，或早于房事，或早作劳动，致损真气，乃成虚劳。脉弦而紧，咳嗽发热，四肢常冷，或咯血吐血，灸石门穴三百壮。"

此乃《扁鹊心书》言"产后虚劳"的证治。

胡珏注云："凡虚劳而其脉弦紧者，病已剧矣。况在生产而出血过多者乎！急投温补，惟恐已迟，苟或昧此，尚欲滋阴，愈无日矣。"《素问·上古天真论》云："恬淡虚无，真气从之。"《素问·离合真邪论》云："真气者，经气也。"《灵枢·刺节真邪》篇云："真气者，所受于天，与谷气并而充身者也。"综上所述，真气乃正气、元气之谓也。正因石门为三焦之募穴，故有安和五脏六腑，通达三焦之气，培补先后天之功，而产后虚劳之疾可愈。

七、关元灸方

1. 功效主治

《扁鹊心书·周身各穴》篇云："关元，在脐下三寸。"

关元，任脉经之穴。关者，闭藏之意，元者，指元阴、元阳之气。本穴内应胞宫、精室，为元阴元阳之气闭藏之处，故名关元，又名次白、三结交、下极、丹田、五城、持枢、大海、大中极、次门、血室。关元穴位腹部正中线上，曲骨上二寸，脐下三寸，仰卧取之。本穴为小肠经之募穴，尚为任脉与足太阴经、阳明经交会穴，此即《内经》所称的"三结交"。冲脉起于关元，故本穴又为人体强壮要穴，有益元固本，补气壮阳，调补冲任，暖宫固精，回阳固脱，止血制带之效，适用于遗精、阳痿、遗尿、小便频数、癃闭、月经不调、经闭、带下、崩漏、阴挺、产后出血、疝气、小腹痛、泄泻、脱肛、滑精、中风脱证诸疾。《灵枢·寒热病》篇云："身有所伤，血出多，及中风寒，若有所堕坠，四支懈惰不收，名曰体惰，取其小腹脐下三结交。三结交者，阳明、太阴也，脐下三寸关元也。"此言血气营卫受损，而致体惰的证治。《素问·举痛论》云："寒气客于冲脉，冲脉起于关元，随腹直上，寒气客则脉不通，脉不通则气因之，故喘动应手矣。"此言冲任二脉同起胞宫，而寒气客于冲脉，而致人迎气口处有"喘动应手"之候，故可行关元灸法，可疗体惰、喘证。《黄帝内经素问集注》："灸七壮。"《甲乙经》："灸七壮。"《铜人》："灸百壮，止三百壮。"

2. 临床应用

（1）《扁鹊心书·窦材灸法》云："中风半身不遂，语言謇涩，乃肾气虚损，灸关元五百壮。"

此乃《窦材灸法》言"中风半身不遂，语言謇涩"的证治。

"中风半身不遂"，简称中风，又名卒中、偏枯、大厥、薄厥，是一种起病急骤，症见多端，变化迅速为特征的疾病。此病首见于《内经》且不绝于书。如《灵枢·刺节真邪》篇云："虚邪偏客于身半，其入深，内居营卫，则真气去，邪气独留，发为偏枯。"《素问·生气通天论》云："阳气者，大怒则形气绝，而血菀于上，使人薄厥。"《素问·调经论》云："血之与气并走于上，则为大厥，厥则暴死，气复反则生，不反则死。"《灵枢·九宫八风》篇云："三虚相搏，则为暴病卒死""其有三虚而偏中于邪风，则为击仆偏枯矣"。究中风之由，多因平素气血亏虚，心、肝、肾三脏之阴阳失调，加之忧思恼怒，或饮酒饱食，或房室劳累，或外邪侵袭等诱因，而致气血运行受阻，肌肤失于濡养；或因阴亏于下，肝阳暴涨，阳化风动，血随气逆，夹痰夹火，横窜经隧，蒙蔽清窍，而形成上实下虚，阴阳互不维系的危急证候，多伴有肌肤不仁，口眼歪斜，口角流涎，语言謇涩，半身不遂之候。因其主因是肾虚风动，故其治之大法当育阴息风，平秘阴阳。故窦材有"关元灸法"。

《灵枢·寒热病》篇云："四肢懈惰不收，名体惰，取小腹脐下三结交。三结交者，阳明太阴也，脐下三寸关元也。"盖因关元乃任脉与足太阴脾经、足阳明胃经之交会穴。对此马莳认为："盖本经为任脉，而足阳明、太阴之脉，亦结于此，故谓之三结交，即脐下三寸之关元穴耳。"人体之形体，借气濡血泽，故气血亏虚，轻则可致四肢懈惰不收，重者可致痿证或中风偏废。鉴于关元乃任脉与足太阴、阳明之会穴，且脾胃为后天之本，气血生化之源，故关元有健脾和胃之功，俾气血生化之源足，可解诸痿、偏废之候。任主妊养，任脉乃阴脉之海，关元本任脉经之腧穴，故有养肝肾、益冲任、和营卫、补气血之功，五脏得补，五体强健，而无痿废之候。施以灸法，今名"关元灸法"，以其"保扶阳气""消尽阴翳"之功，而起痿疾。《素问·痿论》云："黄帝问曰：五脏使人痿，何也？岐伯对曰：肺主身之皮毛，心主身之血脉，肝主身之筋膜，脾主身之肌肉，肾主身之骨髓。故肺热叶焦，则皮毛虚弱急薄，著则生痿躄也。心气热，则下脉厥而上，上则下脉虚，虚则生脉痿，枢折挈，胫纵而不任地也。肝气热，则胆泄口苦筋膜干，筋膜干则筋急而挛，发为筋痿。脾气热，则胃干而渴，肌肉不仁，发为肉痿。肾气热，则腰脊不举，骨枯而髓减，发为骨痿。"痿躄，四肢痿废不用之病的统称。故痿者，乃四肢无力痿弱，举动不能之候。皆因五脏亏虚，所主之体痿废而致。《灵枢·根结》篇云："太阳为开，阳明为阖，少阳为枢""阖折则气无所止息而痿疾起也，故痿疾者取之阳明"，说明了开阖失司、枢机不利是造成脏腑病变的重要因素。"阖折则气无所止息而痿疾起"，故治痿者，取之阳明。承接此论，《素问·痿论》续云："《论》言治痿者独取阳明何也？岐伯曰：阳明者，五脏六腑之海也，主润宗筋，宗筋主束骨而利关节也。冲脉者，经脉之海也，主渗灌溪谷，与阳明合于宗筋，阴阳总宗筋之会，会于气街，而阳明为之长。"故简而论之，阳明是五脏六腑营养的源泉。所以，阳明经气血充足，五脏六腑之功能正常，则诸痿不可发生。此即"关元灸方"治中风半身不遂和痿证的作用机理。

"伤寒少阴证，六脉缓大，过昏睡自语，身重如山，或生黑靥、噫气、吐痰、腹胀、足指冷过节，急灸关元三百壮可保。"

此乃《窦材灸法》言"伤寒少阴证"之治法。

《伤寒论·辨少阴病脉证并治》篇云："少阴之为病，脉微细，但欲寐也。"此为《伤寒论》论少阴寒化证之提纲。少阴属心肾两脏，心主血，属火；肾藏精，主水。病邪直犯少阴，或他经病误治、失治损及心肾，而形成心肾虚衰，阳气式微，无力鼓动血行，则脉微，阴血不足以濡脉则脉细。心肾阳虚，阴寒内盛，神失所养，则症见"但欲寐"。故大凡见到"脉微细，但欲寐"，就知心肾之阳已虚。《伤寒论》第 388 条有"四肢拘急，手足厥冷者，四逆汤主之"。此条乃为辨吐利亡阳的证治。第 324 条有"少阴病，饮食入口则吐""手足寒，脉弦迟者""当温之，宜四逆汤"。此乃少阴病膈上有寒饮的证治。而《窦材灸法》中此条之证候，亦属少阴病寒化之证，或谓"四逆证"。诚如成无己所云："四逆者，四肢逆而不温也。四肢者，诸阳之本，阳气不足，阴寒加之，阳气不相顺接，乃致手足不温而四逆也。"故"法当回阳救逆""启下焦之生阳，温中焦之大气"。故取任脉关元穴，以其益元固本，回阳复脉，以解四逆之证。关元乃任脉与足太阴、阳明之交会穴，而有"三结交"穴之名，故又有健脾胃、益气血之功，以解"噫气、吐痰、腹胀"诸脾胃虚弱之症。穴位施灸，功同"四逆汤"，以成"扶阳气、消阴翳"之法，故名"关元灸方"。

"伤寒太阴证，身凉足冷过节，六脉弦紧，发黄紫斑，多吐涎沫，发燥热，噫气，急灸关元、命关各三百壮。"

此乃《窦材灸法》言"伤寒太阴证"的治法。

汉代张仲景在《伤寒论》中认为，太阴病在临床上的主要表现为脾虚湿盛的证候。太阴病可由三阳病失治损伤脾阳而引起，也可由风寒之邪直袭而起。所以张仲景将"腹满而吐，食不下，自利益甚，时腹自痛""脉弱"等症，称为太阴病。本条所述的证候，亦属《伤寒论》太阴证，或谓《伤寒论》之"寒湿发黄证"。若肾阳式微，必脾阳虚衰，运化失司，可见上述诸证候。故温化寒湿，健脾燥湿乃其治也。故窦材认为："伤寒惟此二证（少阴证、太阴证）害人甚速。"复云："然此二证若不早灸关元以救肾气，灸命关以固脾气，则难保性命。盖脾肾为人一身之根蒂，不可不亟图也。"故有"急灸关元、命关三百壮"之施。今名"命关关元灸方"。

"脑疽发背，诸般疔疮恶毒，须灸关元三百壮以保肾气。"

此乃《窦材灸法》言痈疽疔疮的治法。

"脑疽"，外科病名，又名对口、脑后发、项中疽。指生于脑后枕骨之下，大椎之上之痈疽。此病多因湿热毒邪上壅，或风温外感，或阴虚火炽而成。大凡由外感而发者，多生于正中，属督脉经，易于消肿溃脓，生肌收口，故为顺证。从内而发者，多生于偏旁，属膀胱经，疮多平塌，难以成脓，难溃难敛。若身虽发热，面色形寒，疡不高肿，根盘平塌，脓稀不腐者，此平日肾水亏虚，阴精消涸，致正气内亏，不能使毒外泄，而显陷里之象。"发背"，亦外科病名，为有头疽生于脊背者，脏腑俞穴皆在背部，故本病多由脏腑气血不调，或火毒内壅，或阴虚火旺凝滞经脉，使气血壅滞不通而发。本病可因发病部位不同，而有上发背、中发背、下发背之分，后世医家又将其称为上搭手、中搭手、下搭手，又因其外部形态的不同，而有莲子发、蜂窝发之称。"疔疮"，外科病名，此病首见于《内经》。《素问·生气通天论》云："高粱之变，足生大丁。"此即今之疔疮、疔肿、疔肿、疔毒。广义之"丁"，泛指多种疮疡，故窦材于此条冠以"诸般疔疮恶毒"之名。此证或由恣食厚味，或由七情郁结，或受四时不正之气，以致毒邪内结，流注经络而成。《素问·刺法论》云："正气存内，邪不可干。"《灵枢·口问》篇云："故邪之所在，皆为不足。"而此条中"脑疽""发背""疔疮恶毒"之证，均属阴疽范畴。其初起之形，多阔大平，乃毒痰凝结之证；根盘散漫，色不鲜明，乃气血两虚之候，治之之法，非开腠不能解其寒凝而达阳和之效；非益气血不能化毒托脓而收效于预期。关元乃任脉与足太阴脾经、足阳明胃经之交会穴，具健脾胃、益气血之功，乃扶正达邪之用，施以灸法，俾阳和一转，则阴分凝结之毒，自能化解。故一穴之"关元灸方"而具温补和阳、散寒通滞、化痰开结、补血通络之"阳和汤"之效，犹如"阳光普照，阴霾四散"，以成"阳和"之勋。

"虚劳咳嗽潮热，咳血吐血六脉弦紧，此乃肾气损而欲脱也，急灸关元三百壮。"

此乃《窦材灸法》言"虚劳咳嗽潮热，咳血吐血六脉弦紧"之治法。

"虚劳咳嗽"，即劳嗽。此证系指由肺脏损伤所致。《证治要诀·诸嗽门》云："劳嗽，有久嗽成劳者，有因病劳久嗽者。其证寒热往来，或独热无寒，咽干嗌痛，精神疲极，所嗽之痰或浓或有血腥臭异常，语声不出者。"《万病回春》云："劳嗽者干咳、声哑、痰中有血丝，血屑者是也""劳嗽者，盗汗，痰多，作寒热，脉数大无力是也。以上四者，皆是劳力、酒色、内伤或忧思郁结、阴虚火动而嗽者"。由此可见，《证治要诀》与《万病回春》所论"劳嗽"之证候，与窦材所论相伴。因阴虚火旺，灼肺成嗽，因金水相滋，久之，下及肾水，故可致"肾气损而欲脱"之危候重证。故窦材有"急灸关元三百壮"之治。关元为任脉与足太阴脾、足阳明胃之交会穴，即"三结交"之特殊穴。既有任脉经之补肾荣任、益气固本、回阳固脱，而荣肺系以成润肺止咳之功；又有脾胃经之健脾胃，补气血，以培补后天之本之功，以成培土生金之勋。于是，肺阴得补，肺津得布，而肺脏无损伤之虞，肾气无"欲脱"之势，则劳嗽可愈。

"中风病方书灸百会、肩井、曲池、三里等穴多不效，此非黄帝正法。灸关元五百壮，百发百中。"

此乃《窦材灸法》言"黄帝正法"对中风病之治。

"中风"，又名卒中、薄厥、大厥。其病因病机诚如《内经》所述。如《素问·生气通天论》云："阳气者，大怒则形气绝，而血菀于上，使人薄厥。"《素问·调经论》云："血之与气并走于上，则为大厥，厥则暴死，气复反则生，不反则死。"本病多以猝然昏仆，不省人事，并伴有口眼歪斜，半身不遂，语言不利诸候。此病均属阴阳气不相顺接之谓。此即《素问·生气通天论》所云："凡阴阳之要，阳秘乃固，两者不和，若春无秋，若冬无夏，因而和之，是谓圣度。故阳强不能密，阴气乃绝；阴平阳秘，精神乃治；阴阳离决，精气乃绝。"其主症是猝然昏仆，不省人事，因冲脉起于关元，又隶属于阳明，且冲、任、督三脉均起于胞宫，又有益任荣督之功，故该穴有益肾荣督、养肝肾、调冲任、健脾胃、益气血之功，此乃《内经》"从阴引阳""从阳引阴"之治病大法。因半身不遂，乃"中经络"之证，故又有偏枯、偏风、身偏不用、痱风之名。因其乃络脉空虚，风邪入中，故百会、肩井、曲池、三里诸穴，以其祛风、养血、通络之功尚可用之，然中风或闭证或脱证，则非其所宜，故窦材谓"此非黄帝正法"，而有"关元灸方"之施。

"中风失音乃肺肾气损，金水不生，灸关元五百壮。"

此乃《窦材灸法》言"中风失音"的证治。

"中风失音"即中风失语。《灵枢·忧恚无言》篇云："舌者，音声之机也。"此证由邪入舌本，经脉凝滞所致。《素问·热论》云："少阴脉贯肾络于肺，系舌本"。《素问·阴阳应象大论》云："心主舌。"《灵枢·经脉》篇云："手少阴之别""系舌本"。又云"肾足少阴之脉""循喉咙，夹舌本"。《素问·骨空论》云："任脉者，循腹里，上关元，至咽喉。"鉴于"心主舌""少阴脉贯肾络于肺，系舌本"，故灸关元，可令金水相滋，则"失音"可解。盖因关元穴又名"三结交"，任脉之关元可"任养"咽喉，健脾胃即培补后天之本，以益气血生化之源，于是肺肾得养，"失音"之候得解。

"小便下血乃房事劳损肾气，灸关元二百壮。"

此乃《窦材灸法》言"小便下血"因"房事劳损肾气"之治。

肾主藏精，房劳竭精损肾，必致肾气亏虚，故气虚不能摄血，且因肾与膀胱相表里，血液溢于膀胱，而致小便下血。盖因冲脉为血海，其脉起于关元，且关元《内经》称为"三结交"之穴，故有健脾和胃，益元固本，补气壮阳，调冲任，暖精茎，固精止血，回阳固脱之功，于是行关元灸法，则无脾肾亏虚之候，而小便下血之疾得解。

"砂石淋诸药不效，乃肾家虚火所凝也，灸关元三百壮。"

此乃《窦材灸法》言"砂石淋"之证法。

"砂石淋"，简称石淋，为尿中夹有砂石，小便艰涩，或排尿时突然中断，尿道窘迫疼痛，少腹拘急，或腰腹绞痛难忍，尿中带血的一种疾病。现代医学称为泌尿系结石，包括肾、输尿管、膀胱结石。

究其因及证候，《诸病源候论》记云："诸淋者，肾虚而膀胱有热故也。膀胱与肾为表里，俱主水，行于胞者，为小便也，脏腑不调，为邪所乘，肾虚小便数，膀胱热则小便涩，其状小便疼痛涩数、淋沥不宣，故谓之淋也。"故"肾家虚火所凝"即"肾虚而膀胱有热故也"。又云："肾主水，水结则化为石，故肾客砂石，肾虚为热所乘，热则淋，其病之状，小便则茎里痛，尿不能卒出，痛引小腹，膀胱里急，砂石从小便道出，甚则令塞痛闷绝。"《素问·逆调论》云："肾者水脏，主津液。"《灵枢·本输》篇云："膀胱者，津液之府也。"《素问·灵兰秘典论》云："膀胱者，州都之官，津液藏焉，气化则能出矣。"由此可见，泌尿系结石的病理机制在于肾与膀胱的功能失常，即脾肾气虚，膀胱气化无权之谓。故其治当温肾健脾，化气通脉，消石导滞。任有担任、任受之意，其脉与手足三阴经及阴维脉交会，总任一身阴经，故有"阴脉之海"之称。关元乃任脉与足太阴、足阳明交会穴，《内经》名其"三结交"，且冲脉起于关元，故关元有益肾元，调冲任，健脾胃，补气血之功。于是一穴关元施灸，名"关元灸方"，则肾与膀胱气化有司，脾与胃调补有序，三焦之通行无阻，则肾无虚、膀胱无热，砂石淋可解也。

"上消病日饮水三五升，乃心肺壅热，又吃冷物，伤肺肾之气，灸关元一百壮，可以免死，或春灸气海、秋灸关元三百壮，口生津液。"

此乃《窦材灸法》言"上消病"之证治。

消渴，是多饮、多食、多尿、身体消瘦，或尿浊、尿有甜味为特征的一种疾病。其名，首见于《内经》。如《素问·奇病论》云："帝曰：有病口甘者，病名为何？何以得之？岐伯曰：此五气之溢也，名曰脾瘅。夫五味入口，藏于胃，脾为之行其精气，津液在脾，故令人口甘也，此肥美所发也，此人必数食甘美而多肥也，肥者令人内热，甘者令人中满，故其气上溢，转为消渴。""五气"，即水谷之气。张介宾注云："五气，五味之所化也。""瘅"，热也。"脾瘅"，指脾热而谷气上溢所致口中有甜腻之候。此条经文表述了过食肥甘而产生内热，久则"其气上溢"可成消渴。他如《素问·气厥论》云"心移热于肺，传为膈消"，表述了上消之属热者。《证治准绳·消瘅》篇谓"渴而多饮为上消"，故"膈消"属上消范畴。

根据《灵枢·逆顺肥瘦》篇可知，冲脉又为"五脏六腑之海""五脏六腑皆禀焉"，《灵枢·动输》篇谓"冲脉者，十二经之海"。《素问·举痛论》谓"冲脉起于关元"，且《灵枢》称关元为"三结交"穴，盖因关元为任脉与足太阴脾、足阳明胃之交会穴。该穴内应胞宫、精室，为元阴、元阳之气闭藏之处，故有关元之名。以其益元固本，安和五脏，通行十二经脉，调和冲任，补气养血，生津止渴之功，适用一切证型之消渴，对上消者，以其健脾胃，培后天气血生化之源之功以养肺肾。此乃金水相滋而清上焦心肺壅热之法。

气海亦任脉之经穴，为元气之海。春天属肝木，肝者体阴而用阳，故灸气海乃重在益元荣肾，调冲任之功，俾水足肝柔，则肝肾之阴得养，而无阴虚壅热之弊，故谓"春灸气海"。五行肺属金，肾属水，金生水，秋属金，为肃杀之季，以关元补肾元，益肾阴，乃金水相滋之治，俾肺无壅热之候，故谓"秋灸关元"。虽云"或春灸气海、秋灸关元"，实则四季皆可灸之，说明了消渴重证，无论上、中、下消，亦不论春、夏、秋、冬，均可二穴合用，今名"气海关元灸方"。

"中消病多食而四肢羸瘦，困倦无力，乃脾胃肾虚也，当灸关元五百壮。"

此乃《窦材灸法》言"中消症"之证治。

《灵枢·大惑论》云:"黄帝曰:人之善饥而嗜食者,何气使然?岐伯曰:精气并于脾,热气留于肾,胃热则消谷,谷消则善饥;胃气逆上,则胃脘塞,故不嗜食也。"此条经文表述了中消的病因病机。他如《灵枢·经脉》篇云:"胃足阳明之脉""气盛则身以前皆热,其有余于胃,则消谷善饥,溺色黄"。此证由阳旺阴衰,脾胃蕴热所致。诚如《证治准绳·消瘅》篇所云,"消谷善饥为中消",此即《素问·脉要精微论》"瘅成为中消"之谓。其治当清胃泻火,养阴增液,故有灸关元之治。因其为"三结交"之穴,以泻法,以祛胃经之火,此即唐代王冰"壮水之主,以制阳光"之谓。继而用补法养肝肾、益阴增液,以解中消。

"腰足不仁,行步少力,乃房劳损肾,以致骨痿,急灸关元五百壮。"

此乃《窦材灸法》言"骨痿"的证治。

《素问·痿论》云:"肾气热,则腰脊不举,骨枯而髓减,发为骨痿。"其意谓肾有邪热,热灼精枯,而导致髓减骨枯。因腰为肾之外府,督为肾之外垣,督脉循腰脊,故肾虚则腰脊不能举动,骨枯髓减,则变生骨痿。该篇又云:"有所远行劳倦,逢大热而渴,渴则阳气内伐,内伐则热舍于肾,肾者水脏也,今水不胜火,则骨枯而髓虚,故足不任身,发为骨痿。故《下经》曰:骨痿者,生于大热也。"此段经文表述了因长途跋涉劳累太甚,又逢炎热天气而口渴,于是阳气化热内扰,以致于热侵肾,肾为水脏,若水不胜火,灼伤肾之阴精,就会导致骨枯髓空,两足不能支持身体,形成骨痿。所以古医籍《下经》谓骨痿是由于大热所致。综上所述,造成骨痿的成因,为热伤肾精,致骨枯髓减或骨枯髓空而发骨痿。《灵枢·邪气脏腑病形》篇云:"肾脉""微滑为骨痿,坐不能起,起则目无所见"。滑脉示有湿热之候,脉"微滑",提示乃骨痿之脉象。其意谓热邪灼阴精而发骨痿,肾主骨生髓,肾精耗损,故发骨痿,骨枯故坐不能起。该篇有"其精阳气上走于目而为睛"之记,故肾气衰,致骨痿不能起床。又因肾虚精阳之气不能上走目,故起则昏眩目盲。关元名"三结交"之穴,其一可任养肾元,故有荣骨益髓、添精明目之功,其二又可健脾胃,有补后天之本,以益气血生化之源之功,故为骨痿治穴。

"耳轮焦枯，面色渐黑，乃肾劳也，灸关元五百壮。"

此乃《窦材灸法》言"耳轮焦枯，面色渐黑"的治法。

"肾劳"，系指因劳损伤肾所致的疾病。虚寒则遗精白浊，多梦纷纭，甚则面垢耳鸣，腰脊痛如折。实热则小便黄赤涩痛。对此《诸病源候论》云："肾劳者，背难以俯仰，小便不利。"对其病因病机，《医醇賸义》有"肾劳者，真阴久亏，或房室太过，水竭于下，火炎于上"之论。《灵枢·卫气失常》篇云："耳焦枯受尘垢，病在骨。"因肾主骨，肾开窍于耳，肾阴不足，故耳轮失濡，而"耳轮焦枯"。《灵枢·五色》篇云："五色命脏""黑为肾"。《素问·五脏生成》篇云："五脏之气""黑如炲者死"。"面色渐黑"，即"面色黧黑"之谓也，亦肾元亏虚"肾劳"之候也。关元乃"三结交"之穴，且冲脉又起于关元，故灸关元以其益肾元、健脾胃之功，俾先后天之本得补，而肾劳之证得解，则诸病候得除。

"中年以上之人，口干舌燥，乃肾水不生津液也，灸关元三百壮。若误服凉药，必伤脾胃而死。"

此乃《窦材灸法》言"中年以上之人，口干舌燥"之证治。

"中年以上之人"，多因劳倦过度，或房室不节，或久病之后，肾中真阴耗伤，致"肾水"亏虚而"不生津液"，不能上濡口舌，故见"口干舌燥"。因"肾主水液"，据"若服凉者，必伤脾"之言，可知此乃因脾肾气虚，气化失司，阳不布津，而见"口干舌燥"，此乃"冷燥"。故关元之灸，当用补法，以成"保扶阳气""消尽阴翳"之效。

"中年以上之人，腰腿骨节作疼，乃肾气虚惫也，风邪所乘之证，灸关元三百壮。若服辛温除风之药，则肾水愈涸，难救。"

此乃《窦材灸法》言"中年以上之人，腰腿骨节作疼"之证治。

痹证多由风、寒、湿之邪侵犯人体，闭阻经络，气血运行不畅，而致风寒湿痹；或因脏腑功能失调，而造成气血亏虚，肢体失濡，引起脉、筋、肉、皮、骨之形体痹。《素问·痹论》云："痛者，寒气多也，有寒故痛也。"《素问·举痛论》云："寒则气收。"故此乃因寒而致"腰腿骨节作疼"。此属阳虚阴盛之候，乃"内生五邪"之谓也。《素问·宣明五气》篇云："肾主骨。"《素问·六节藏象论》云："肾者，主蛰封藏之本，精之处也，其华在发，其充在骨。"故"腰腿关节作疼"，乃肾元亏虚，真阴衰弱，精血亏损，或阳虚生内寒之证，此即《素问·阴阳应象大论》"阴胜则寒"之谓也。气血亏虚，营卫失和，寒气得以乘之，此即《素问·宣明五气》篇"邪入于阴则痹"之谓也。故窦材谓"乃肾气虚惫也"。是以治之之法，最宜峻补真阴，使气血通行，则寒随去。故此疾窦材有"灸关元"之法。盖因关元乃"三结交"之穴，且任脉乃阴脉之海，具任养诸阴经及脏腑之功，且冲脉尚起于关元，《灵枢·逆顺肥瘦》有"冲脉者，五脏六腑之海也，五脏六腑皆禀焉"之论。《灵枢·五音五味》篇谓"冲脉、任脉皆起于胞宫，上循脊里，为经络之海"之记。故关元又具调冲任、养肝肾、健脾胃、益气血、和营卫、荣筋骨、疏经通络之效。于是加之艾灸，又以其具温阳散寒之功，俾阳气得扶，阴翳得除，而无"肾气虚惫"之虞，犹如"阳光普照，阴霾四散"，此乃"阳和"之大法也。

"腿箭间发赤肿，乃肾气风邪着骨，恐生附骨疽，灸关元二百壮。"

此乃《窦材灸法》言"腿箭间发赤肿"的证治及预后。

箭骨，小腿胫腓骨统称。《素问·骨空论》云"箭骨空在辅骨之上端"。"附骨疽"，外科病证名。首见于《肘后备急方》，又名多骨疽、朽骨疽、贴骨疽、附骨流注。对其病机，《外科精义》记云："夫附骨疽者，以其毒气深沉，附着于骨也。""腿箭间发赤肿"，此邪气外袭，着于筋骨间，非特着于箭骨间。风寒湿邪内犯关节，则营卫失和，气血运行受阻，则蕴而成热，发为赤肿，若不及时化解其湿热之毒，则势必"着骨"成疽。关元具益肾元、强筋骨、密骨髓、和营卫、补气血之功，鉴于肾主骨生髓，故有"灸关元"之治。施以灸法，具开腠理、行气血、和营卫之功，以解毒邪，消散骨疽。若热毒壅盛可施泻法，待其势减，仍行补法。

"老人气喘，乃肾虚气不归海，灸关元二百壮。"

此乃《窦材灸法》言"老人气喘"的证治。

喘证是以呼吸困难，甚则张口抬肩，鼻翼扇动，不能平卧为特征的一种疾病。《灵枢·五阅五使》篇云："故肺病者，喘息鼻张。"《素问·至真要大论》云："诸气膹郁，皆属于肺""诸痿喘呕，皆属于上"。"膹郁"：膹者，喘急也；郁者，痞闷也。"喘呕"，即喘逆呕吐之候。二者都属于上焦之病。虽说喘证多因肺气痹阻，气机不利，肺气不得肃降，而发气逆作喘。然肾居下焦而属水，主藏精又主纳气，肺为司气之官，肾为生气之源，故气出于肺而本于肾，故前人有"标在肺，本在肾"及"久病在肾"之说。老年之人，肾元亏虚，或肾精不足，不能上滋于肺，失其"金水相滋"之功能，或真阳不足，真火不能生土，土衰无以生金，均可导致肺宣发、肃降功能失司，痰气交阻，气逆而喘。前人谓此乃"肾不纳气"之病机。虽说"脾为生痰之源，肺为贮痰之器"，然肾之司蒸化开阖、固藏摄纳之功，实属首位。盖因关元乃任脉经之穴，为"三结交"之穴，具培补先、后天之本之功，且冲脉为"五脏六腑之海""经络之海"，冲脉又起于关元。故关元有益元固本、调补冲任、回阳固脱、纳气定喘之功，并施以灸法，于是真阳得收，真气归海，使肾充、肺肃、脾健、痰除，而喘证得愈。

"两眼昏黑，欲成内障，乃脾肾气虚所致，灸关元三百壮。"

此乃《窦材灸法》言"两眼昏黑"的证治及预后。

"内障"，即晶珠混浊，视力缓降，渐至失明的一种眼科疾病，多发于老年人。文献记录，目之内生障翳者，有圆翳内障、冰翳内障、滑翳内障、涩翳内障、散翳内障、浮翳内障、沉翳内障、横翳内障、偃月翳内障、枣花翳内障、白翳黄心内障、黑水液翳内障、胎患内障，雷头风内障、惊振翳内障、肝虚雀目翳内障、高风雀目内障、五风内障之别。究此条之证，盖因脾肾气虚，脏腑之精气不足，不能上贯于目，晶珠失养，渐变混浊，故见"两眼昏黑，欲成内障"。关元乃"三结交"之穴，故有益脾肾，培补先后天之本之功。"冲脉者，为五脏六腑之海也，五脏六腑皆禀焉""冲脉、任脉皆起于胞宫""为经络之海"，且冲脉又起于关元，故关元又可安和五脏，通行诸经脉，则五脏之精气上贯于睛，则"两眼昏黑"之候得治，且无"欲成内障"之虞。

"破伤风，牙关紧急，项背强直，灸关元百壮。"

此乃《窦材灸法》言"破伤风"的证治。

破伤风是一种急性外科感染，是破伤风杆菌引起的，可经伤口、产妇产道、婴儿脐带侵入人体，产生大量外毒素，作用于中枢神经系统，而产生咀嚼无力，吞咽不便，语言不清诸候。继之面肌痉挛，牙关紧闭，呈苦笑面容，四肢拘挛，角弓反张，全身阵发性肌肉痉挛。然患者始终神志清晰，窒息和肺炎是死亡的主要原因。根据其症状和感染途径，又有"痉病""金疮痉""小儿脐风""产妇风"之称。南唐陈士良谓"此皆损伤之处，中于风邪，故名破伤风"。

对其发病之由，历代医籍皆有论述。如《素问·至真要大论》云："诸暴强直，皆属于风。"《金匮要略·痉湿暍病脉证》篇云："痉为病，胸满口噤，卧不着席，脚挛急，必齘齿。"《诸病源候论》云："夫金疮痉者，此由血筋虚竭""荣卫伤穿，风气得入""刚痉，其状口急背直，摇头耳鸣，腰为反折""不及时救者皆死"。综上所述，破伤风皆由血衰不能濡养筋脉，风毒由创口乘隙侵入肌腠经脉，营卫不得宣通而发诸症。甚则内传脏腑，毒气攻心，痰迷心窍，导致病情恶化，故病属外风为患。取"三结交"穴关元，以其养肝肾，益气血，濡筋脉之功，而解痉息风，取其艾灸，增保扶阳气，以消尽阴毒之功。

（2）《扁鹊心书·须识扶阳》云："为医者，要知保扶阳气为本。人至晚年阳气衰，故手足不暖，下元亏惫，动作艰难。"复云："人于无病时，常灸关元、气海、命关、中脘""虽未得长生，亦可保百余年寿矣"。

此乃《扁鹊心书》言"须识扶阳"的临床意义及扶阳之法的内容。

鉴于此，对关元、气海、中脘、食窦四穴施灸术，名"关元扶阳灸方"。

（3）《扁鹊心书·住世之法》云："每夏秋之交，即灸关元千炷，久久不畏寒暑。"

此乃《扁鹊心书》言"住世之法"的内容。

"人之真元乃一身之主宰，真气壮则人强，真气虚则人病，真气脱则死"。故"住世之法"有"灸关元、命门各五百壮"之施，名"关元命门灸方"。关于关元一穴，窦材为歌曰："一年辛苦惟三百，灸取关元功力多，健体轻身无病患，彭籛寿算更如何。"

（4）《扁鹊心书·太阳见证》篇云："太阳寒水，内属膀胱，故脉来浮紧，外证头疼发热，腰脊强。"

此乃《扁鹊心书》言"太阳见证"的证治。

《伤寒论·辨太阳病脉证并治上》云："太阳之为病，脉浮，头项强痛而恶寒。"此乃寒邪伤表之证。《素问·热论》云："伤寒一日，巨阳受之，故头项痛，腰脊强。"肾与膀胱五行属水，而三阴三阳配属六气，故谓

"太阳寒水，内属膀胱"。巨阳，即太阳。足太阳膀胱经，起于目内眦，上额，左右交会于头部，从头顶分别下行至大椎穴，然后左右夹脊，行于腰部。故风寒外袭，邪犯太阳经，致经脉凝滞、营卫失和，故"脉来浮紧，外证头痛发热，腰脊强"。其治，窦材有"急灸关元"之论，盖因关元乃"三结交"之穴，具阴中求阳之功，故以其"保扶阳气""消尽阴翳"而愈病。

（5）《扁鹊心书·少阴见证》篇云："少阴君火内属于肾，其脉弦大，外症肢节不痛，不呻吟，但好睡，足指冷，耳聋，口干，多痰唾，身生赤黑靥，时发噫气，身重如山，烦躁不止。急灸关元三百壮，内服保元丹、姜附汤，过十日汗出而愈。若作阳证，误服凉药，以致发昏谵语，循衣摸床，吐血脉细，乃真气虚，肾水欲涸也。仲景反曰：急下之，以救肾水，此误也。真气既虚，反用凉药，以攻其里，是促其死也。急灸关元三百壮，可保无虞。"

此乃《扁鹊心书》言"少阴见证"之证治。

《伤寒论》第281条记云："少阴之为病，脉微细，但欲寐。"此乃少阴寒化证之提纲。少阴属心肾两脏，心主血，属火，肾藏精，属水，病邪直犯少阴，或他经病误治失治，损及心肾，而形成心肾虚衰，阴寒内盛，神失养，故见上述诸症。关元乃益元固本之要穴，故有补气壮阳，益血填精之效，加之施以灸法，又以其保扶阳气之勋，以成"消尽阴翳"之功而愈病。尚可服保元丹、姜附汤，以佐其功。

（6）《扁鹊心书·阴毒》篇云："或肾虚人，或房事后，或胃发冷气，即腹痛烦躁，甚者囊缩，昏闷而死。急灸关元一百壮，内服姜附汤、保元丹可救一二。若迟则气脱，虽灸亦无益矣。"

此乃《扁鹊心书》言"阴毒"的证治。

此条所述之症"腹痛烦躁，甚者囊缩，昏闷而死"，多因"肾虚人，或房事后，或胃发冷气"者，然其要一也，系肾阳式微之候，故回阳救逆，益元固本乃其治疗之大法。故有"灸关元一百壮"之治。姜附汤、保元丹乃补虚助阳消阴之剂，功同灸关元之效，故可辅之。

（7）《扁鹊心书·伤寒谵语》篇云："凡伤寒谵语，属少阴，仲景属阳明误也。阳明内热必发狂，今止谵语，故为少阴。急灸关元三百壮。"

此乃《扁鹊心书》言"伤寒谵语"的证治。

盖因"伤寒谵语"之候，病属少阴，故有"急灸关元"之治，取其益元固本、回阳救逆之功而愈病。

(8)《扁鹊心书·伤寒衄血》篇云："凡鼻衄不过一二盏者，气欲和也，不汗而愈。若衄至升斗者，乃真气脱也，针关元入三寸，留二十呼，血立止，再灸关元二百壮。"

此乃《扁鹊心书》言"伤寒衄血"的证治。

此证乃属"真气脱"之危证，故有"针关元入三寸""再灸关元二百壮"之治。盖因冲脉起于关元，关元又为"三结交"之穴，故有益元固本、益气健脾、回阳固脱、降冲益任之功，以疗因真气脱之鼻衄证。故当审证施治，庶几无失误之虞。

(9)《扁鹊心书·肺伤寒》篇云："肺伤寒一证，方书多不载，误人甚多，与少阴证同，但不出汗而愈，每发于正二腊月间，亦头疼，肢节痛，发热恶寒，咳嗽脉紧，与伤寒略同，但多咳嗽耳。不宜汗，服姜附汤，三日而愈。若素虚之人，邪气深入则昏睡谵语，足指冷，脉浮紧，乃死证也。急灸关元三百壮，可生，不灸必死，服凉药亦死，盖非药可疗也。"

此乃《扁鹊心书》言"肺伤寒"之证治。

肺为娇脏，肺主皮毛。故风寒之邪外袭，首先犯肺，致肺失宣发肃降之功，故见"咳嗽"之候。太阳主一身之表，风寒外袭，阳气不舒，而见"头疼""肢节痛"。正邪相争，故发热恶寒。"脉紧"，乃太阳病伤寒证之脉也。关元乃"三结交"之穴，故具通达太阳经之经气，且有补气壮阳，健脾胃，和气血，行营卫之功，并施以灸法，以其扶持阳气，消尽阴翳之功而愈病。

窦材附一验案："一人患肺伤寒，头痛发热，恶寒咳嗽，肢节痛，脉沉紧，服华盖散、黄芪建中汤，略解。至五日，昏睡谵语，四肢微厥，乃肾气虚也。灸关元百壮，服姜附汤，始汗出愈。"《伤寒论·辨太阳病脉证并治中》篇云："太阳病，头痛发热，身疼腰痛，骨节疼痛，恶风，无汗而喘者，麻黄汤主之。"此乃太阳病伤寒证的八个临床症状。方由麻黄、桂枝、杏仁、炙甘草组成，以成辛温发汗、宣肺平喘之治。"黄芪建中汤"方出《金匮要略》，即小建中汤（芍药、桂枝、炙甘草、生姜、大枣、饴糖）加黄芪而成，具补虚益气固表之效。故二方合用，以成扶正达邪之用。若仍未痊愈，故窦氏有"关元灸方"、姜附汤之施，以其"保扶阳气""消尽阴翳"之卓功，而收效于预期。此案乃窦材治"肺伤寒"之验案。太阳病伤寒证俱，故有华盖散、黄芪建中汤之施。"华盖散"方出自《太平惠民和剂局方》，方由《伤寒论》之麻黄汤加减而成，由麻黄、炒苏子、赤茯苓、陈皮、杏仁、甘草组成。今窦氏用以治伤寒头痛发热，拘急，感冒，鼻多清涕，声音不清之候，尚能解利四时伤寒，瘟疫、瘴气等证。

（10）《扁鹊心书·喉痹》篇云："喉痹，颐颔粗肿，粥药不下，四肢逆冷，六脉沉细。急灸关元穴二百壮，四肢方暖，六脉渐生。"

此乃《扁鹊心书》言"喉痹"一验案之记。

窦材谓"喉痹"，"此病由肺肾气虚，风寒客之"而成，盖因喉痹乃咽喉肿痛病证的总称。《杂病源流犀烛》云："喉痹，痹者，闭也，必肿甚，咽喉闭塞。"喉痹，通常是指发病不甚危，喉证较轻者，外感内伤均可引起，外感以风热为多，内伤以阴虚为多。窦氏谓："此病轻者治肺，服姜附汤，灸天突五十壮亦好，重者服钟乳粉，灸关元穴，亦服姜附汤。"足少阴肾之脉，"入肺中，循咽喉，夹舌本"，咽喉乃肾之系也，且"任脉者，起于中极之下，循腹里，上关元，至咽喉"。关元乃"三结交"之穴，且冲脉又起于关元，故关元有益肾固元，调补冲任，健脾和胃之功。故窦氏谓"灸关元""此治肾也"。

（11）《扁鹊心书·虚劳》篇谓虚劳："此病由七情六欲，损伤脾肾，早尚易治，迟则难愈，必用火灸，方得回生。若用温平药及黄芪建中、鳖甲饮之类，皆无益于病，反伤元气。其证始则困倦少食，额上时时汗出，或自盗汗，口干咳嗽，四肢常冷，渐至咳吐鲜血，或咯血多痰，盖肾脉上贯肝膈，入肺中，肾既虚损，不能上荣于肺，故有是病，治法当同阴证治之。先于关元灸二百壮，以固肾气，后服保命延寿丹，或钟乳粉，服三五两，其病减半，一月全安。若服知、柏、地黄、当归之属，重伤脾肾，是促其死也；切忌房事。然此病须早灸，迟则无益，丹药亦不受矣，服之反发热烦，乃真脱故也，若童男女得此病，乃胎禀怯弱，宜终身在家，若出嫁犯房事，再发必死。"

此乃《扁鹊心书》言"虚劳"的证治。

窦氏之论可谓经验之论。然"保命延寿丹""钟乳粉",多金石之药,尤前者,内有雄黄、辰砂,含砷、汞,有损肝肾之弊,故今多不用。如窦氏曾治一咳嗽病人,症见"咳嗽,盗汗,发热,困倦,减食,四肢逆冷,六脉弦紧",认为"乃肾气虚也"。故予灸关元五百壮以治之。尚治一人每日四五遍出汗,灸关元穴亦不止,乃房事后,饮冷伤脾气,复灸左命关百壮而愈。又治一妇人伤寒瘥后转成虚劳,乃前医下冷药,损其元气故也。病人发热咳嗽、吐血少食,为灸关元二百壮。盖因脾肾者先后天之本与元也,虚劳之病虽有五脏之殊,皆由于脾肾受病,而脾肾之治殊难见效,不知肾之元于生阳,脾之本于焦火,温温不息,元本日充,自然真水流行,津液四布,神精内守,烟焰不生,五脏无偏颇之虞,水火有交济之益。此乃灸关元愈虚劳之机理也。

(12)《扁鹊心书·破伤风》篇云:"凡疮口或金刃破处,宜先贴膏药以御风,不然致风气入内,则成破伤风。此证最急,须早治,迟则不救。若初得此时,风客太阳经,令人牙关紧急,四肢反张,项背强直,急服金华散,连进二三服,汗出即愈。若救迟则危笃,额上自汗,速灸关元三百壮可保,若真气脱,虽灸无用矣。"

此乃《扁鹊心书》言"破伤风"之证治。附家父吉忱公治疗破伤风的经验。

速灸关元,乃益元固本,回阳固脱之施。窦氏"金华散"药物不详。验之临床,余多用家父吉忱公之"加味玉真散"。药由胆星10克,白附子10克,防风10克,白芷10克,天麻10克,羌活10克,蜈蚣2条,全蝎7个,僵蚕7个,全衣7个,钩藤12克,鱼鳔胶10克(炒),朱砂1.5克,甘草10克。童便引,水煎服。小儿剂量酌减。方中胆星,以其味辛烈,开泄走窜,主治"诸风口禁""破伤风瘀"。其"诸暴强直"以此平之,乃"风从燥已"之义也。若证见热象,则用胆南星,以其味更芳,而性转凉之故。防风,性浮升散,善行全身可疗肌中之风。白附子辛甘有毒,性燥而升,为风药之阳草,能引药势上行于面,为阳明经要药。经云"足阳明之脉""夹口、环唇"。若风痰阻络,发为口噤者,则任为主药,故云"白附子祛头面之风"。因其性燥烈最易伤阴,故阴虚阳亢者忌用。白芷,具春生发陈之气,应于夏气而蓄秀,其子结于伏后,其苗枯于立秋，正合于两阳合明而秉其盛气，为手阳明本药，又通行两阳明经。故风痰阻络，发为口噤、苦笑面容、抽搐诸症，乃必用之药。天麻，辛平微温，能于肝经通脉强筋，疏痰利气，辛而不燥，得气之平，则肝虚风作，故又名为定风草。同解药则治虚风，同散药则治外风。羌活，辛苦性温，味薄气雄，功长上升，凡病因于太阳膀胱经而风见游于头，发为头痛，并循经脊强而厥，发为刚痉、柔痉，并当用此调治，有"却乱反正之效"。钩藤，入肝经以凉血祛风，味甘寒而除邪定搐，故有息风解痉定搐之效。蜈蚣，其味辛，辛则能散风，其性善走窜，而有解痉定搐，清风解毒之效。全蝎，味辛而甘，气温有毒，色青属木，故长于入肝祛风，对于破伤风之角弓反张，肢体搐搦者疗效卓然。僵蚕，味辛微咸，气微温，为祛风化痰止痉之品。李时珍认为："取蚕之病风者，治风化痰，散结行经，殆因其气相感，而以意使之者也。"蝉身、蝉蜕，味咸甘，气寒。蝉身本浊阴而化清阳，体阴而阳用，凡阳之淫而化风者，可居先而清其气之出机，不同于诸祛风之味。故风邪内传脏腑经络，毒气攻心之破伤风患者当用蝉身。至于蝉蜕，具由阴育阳，复由阳畅阴之气，多用于风毒陷于肌腠者。鱼鳔胶，味咸甘气平，具养血解痉之效，用治"产后风搐，破伤风痉"尤效。朱砂，甘寒质重，寒能清热，重可镇怯，具镇静解毒之功。甘草，味甘性平，和中解毒，张秉成谓"善解百毒，以诸药遇甘则补，百毒遇土则化之意"。童便，气味咸寒，仆损瘀血有益，凡一切伤损，不问壮弱及有无瘀血，俱宜服此。

观"加味玉真散"全阵，南星、防风二味，童便为引，乃《普济本事方》之"玉真散，"具化痰祛风之功。《医宗金鉴》通过后人的临证经验，加入白附子伍南星以化痰祛风、定搐止痉，合于羌活、白芷、天麻助防风疏散经络肌腠之风邪，亦名之曰"玉真散"，又因其解痉之功不足，故合以"止痉散"（蜈蚣、全蝎）、全衣（或蝉身）、钩藤诸药以解痉定搐，佐以朱砂镇静解毒而宁心，鱼鳔胶养血柔筋以缓急，使以甘草解毒以和中。诸药合用，集"玉真散""止痉散""五虎追风散"三方于一剂，则功效倍增。

临证贵临机通变，对该方之灵活应用介绍如下：

1）若邪毒入里，抽搐频作，呼吸急促，痰涎壅盛（以痰液及口腔、鼻咽分泌物多为见症），小便短少者，大有邪毒攻心之势，宜加入竹沥（或天竺黄）、槐沥（或槐胶）、川贝母、瓜蒌、猪胆汁，以资疗效。

2）若高热神昏，痉挛频作，腹壁紧张，便秘，宜去白附子、羌活等辛温燥热之品，胆星易天南星，加入菖蒲、郁金、大黄、石膏、金银花诸药。

3）若手足颤掉者，可加入人指甲、乌蛇、鸽粪、龟甲、白芍等柔肝息风之品。

4）若牙关不开，可加入竹沥、黄蜡，以资开窍化痰之功。

5）若抽搐、寒颤、身凉者，可加入制川乌、乌蛇、桂枝，以佐温经散寒，解痉定搐之力。

6）若发热、自汗、项强者，可合入葛根汤，以疗肌解痉。

7）若产后破伤风者，可加入芥穗，以祛血中之风。

8）若大汗不止者，可加入黄芪、浮小麦、白术、牡蛎，以益气固表。

9）若创口感染者，去辛温燥烈诸药，合金银花、野菊花、公英、地丁诸药，以清热解毒。

10）若体虚或恢复期，可入当归、黄芪、白芍、熟地、阿胶、黄精诸益气养血之品。

11）若大便秘结者，实证加大黄、芒硝等药，虚证加蜂蜜、麻仁诸味。

12）若脸肿或尿血者，停用朱砂。

（13）《扁鹊心书·气脱》篇云："少年酒色太过，脾肾气虚，忽然脱气而死，急灸关元五百壮。"

此乃《扁鹊心书》言"气脱"之证治。

对此，窦材明示："此证须早治，迟则元气亦脱，灸亦无及矣。"胡珏注云："更有血脱、神脱、精脱、津脱、液脱，若汗脱即津液脱也。"此证因"少年酒色太过，脾肾气虚"而致，故有"急灸关元五百壮"之治。关元取其益元固本、暖肾固精、回阳固脱之功而愈病。

（14）《扁鹊心书·死脉见》篇云："此由少年七情六欲所损，故致晚年真气虚衰，死脉见于两手，或十动一止，或二十动一止，皆不出三年而死。又若屋漏、雀啄之类皆是死脉。灸关元五百壮。"

此乃《扁鹊心书》言"死脉见"之证治。

取关元灸之，以其益元固本、暖肾荣任、养血通脉之功，俾真气得复，而解死脉之危，尚可佐以中药调之。如窦材在篇中记一验案：初冬，一董姓者，来求诊脉。其脉，或二动一止，或七动一止，或十二动一止，或十七动一止，此心绝脉也。仲冬水旺，其何能生，故定参、芪、茸、附、河车、脐带、桂心、枣仁等方与之。服十剂，脉之歇止参差，不似前之有定数矣，又十剂而歇止少矣，又十剂六脉如常矣。噫！不可谓药之无功也，且知治早，虽不用丹艾，亦有可生全者。

窦材所用之药，实乃"复脉"之方，可名曰"窦氏复脉汤"。人参味甘微苦，微温，不燥，性禀中和，善补脾肺之气，故为大补元气之药，尤为元气虚衰、脉微欲绝之证之用药；黄芪甘温，具生发之性，为补气之要药，与人参相伍，名"参芪汤"，增其大补元气复脉之功；附子辛热善行，能通十二经脉，为治亡阳欲脱、脉微欲绝者，与黄芪相伍，名"芪附汤"，共成扶阳救逆之功；肉桂，又名桂心，具温中补阳之功，与附子相伍，以培补命门之火，以生肾气而助心阳之力，此即"益火之源，以消阴翳"之谓也；鹿茸甘温，大补肝肾而益精血，且茸乃骨属，具荣督益阳之功，故有通心阳、益心血之力，而成养心复脉之效；紫河车甘咸性温，为大补气血之品，大凡一切虚损劳伤、气血不足之证皆可用之，故有益心复脉之效；脐带既具河车补气血、荣冲任之功，又具养血通脉之力；酸枣仁甘酸性平，功于补益肝肾，滋养心脾，故有益气养心宁心之功。诸药合用，方有参、芪之大补元气，又有河车、脐带、枣仁大补阴血，尚有附、桂培补命门之火，以助心阳。于是，气与血、阴与阳共补，此即《内经》"从阴引阳""从阳引阴"之伍，故为十全育真复脉之良剂，与"关元灸方"相须为用，故"死脉见"之证得解。

脐带属难觅之药，余以地龙代之，以成养血通脉之治。

(15)《扁鹊心书·腰痛》篇云："老年肾气衰，又兼风寒客之，腰髋髀作痛，医作风痹走痛，治用宣风散、趁痛丸，重竭真气，误人甚多。正法服姜附汤散寒邪，或全真丹，灸关元百壮，则肾自坚牢，永不作痛，须服金液丹，以壮元阳，至老年不发。"

此乃《扁鹊心书》言"腰痛"之证治。

此病尚可服用中药，对此，胡珽注云："老年腰痛而作风气痹证治者，多致大害，即使风痹，重用温补亦能散去。"

盖因腰为肾之外府，督脉为肾之外垣。肾元亏虚，腰府失养，督脉失荣，络脉痹阻，必致腰痛。关元具益肾荣督、温补和阳、补气壮阳之功，故为治腰痛之要穴，且施以艾灼，以成"保扶阳气"之治，而消尽阴翳，则病臻愈可。药用姜附汤助散寒邪，全真丹以补脾肾之虚损。

（16）《扁鹊心书·神痴病》篇："凡人至中年，天数自然虚衰，或加妄想忧思，或为功名失志，以致心血大耗，痴醉不治，渐至精气耗尽而死，当灸关元穴三百壮。"

此乃《扁鹊心书》言"神痴病"的证治。

窦材谓："此证寻常药饵皆不能治，惟灸艾及丹药可保无虞。"胡珽注云："此乃失志之证，有似痴呆，或如神祟，自言自笑，神情若失，行步若听，非大遂其志不能愈，故愈者甚少。"癫与狂均属情志异常疾患，大凡癫病多由忧思久郁，损及心肺，痰气交阻，蒙蔽神明使然，表现为沉默痴呆，语无伦次，静而少动，俗称"文痴"。狂病多由喜怒愤愤，郁而化火，痰火扰心，神明逆乱而发，表现为喧扰躁妄，动而多怒，俗称"武痴"。今考此证，当属中医癫病"文痴"范畴。故有"关元灸方"之用，以益元养血，健脾和胃，豁痰醒神，交泰心肾之功而愈病。

（17）《扁鹊心书·足痿病》篇云："凡腰以下肾气主之，肾虚则下部无力，筋骨不用，可取金液丹，再灸关元穴，则肾气复长，自然能行动矣。若肾气虚脱，虽灸无益。"

此乃《扁鹊心书》言"足痿病"的证治。

胡珽注云："此证《内经》皆言五脏虚热，故后人有补阴、虎潜、金刚、地黄等丸。东垣又作湿热，而以潜行散为治痿妙药，然不可泥也。虚寒之证亦颇不少，临证审详，自有分晓。"

痿证是指肢体筋脉弛缓，软弱无力，日久因不能随意运动而致肌肉萎缩的一种疾病。"足痿病"，《内经》称之为"痿躄"，是指下肢软弱无力之候。《素问·痿论》云："有所远行劳倦，逢大热而渴，渴则阳气内伐，内伐则热舍于肾，肾者水脏也，今水不胜火，则骨枯而髓虚，故足不任身，发为骨痿。故《下经》曰：骨痿者，生于大热也。"于是"足痿病"

在《内经》中又被称为骨痿。《素问·宣明五气》篇云:"肾主骨。"《素问·阴阳应象大论》云:"肾生骨髓。"《素问·解精微论》云:"髓者,骨之充也。"故窦氏谓"足痿病"乃"肾虚则下部无力,筋骨不用"所发。其理源自《内经》,治有"灸关元穴"之施,乃取其益肾固本,补气壮阳,养肝肾,健脾胃,强筋骨之功而愈病。

金液丹,即保元丹、壮阳丹,乃硫黄所制,具补火助阳之功。惟温热之品,中病则已,不可久服,以免伤阴。其他益肾填精,强筋健骨之剂分述之。

"补阴丸":方出自《丹溪心法》,方由酒炒黄柏、酒炒知母、熟地黄、制龟甲、制白芍、陈皮、牛膝、锁阳、当归、炙虎骨(用代用品)组成。功于益肾填精,强筋健骨,故为骨痿之治方。

"虎潜丸":方亦出自《丹溪心法》,又名健步虎潜丸。当由酒炒黄柏、酒灸龟甲、陈皮、知母、熟地黄、制白芍、锁阳、炙虎骨(用代用品)、干姜组成。功于养阴降火,强筋健骨,为主治肝肾阴虚,精血不足之痿。

"金刚丸":方出自《素问病机气宜保命集》,方由萆薢、杜仲、苁蓉、菟丝子、酒煮猪腰子为丸。功于补肾填精,强筋健骨,故为治肝肾不足而致筋骨酸软之方。

"地黄丸":即六味地黄丸,方出自《小儿药证直诀》,由熟地、山萸肉、山药、丹皮、茯苓、泽泻组成。功于滋阴补肾,主治肾阴不足,精血亏乏诸候。

"潜行散":方出自《丹溪心法》。乃由一味酒制黄柏组成,每服一钱,或一钱五分,空腹时姜汁和醇酒调下(注:酒非白酒,乃米酒),若兼四物汤相间服之尤妙。

(18)《扁鹊心书·溺血》篇云:"凡高粱人,火热内积,又多房劳,真水既涸,致阴血不静,流入膀胱,从小便而出""灸关元"。

此乃《扁鹊心书》言"溺血"之证治。

溺血,属淋证范畴。《中藏经》有冷、热、气、劳、膏、砂、虚、实八种;《诸病源候论》有石、劳、气、血、膏、寒、热七类;《备急千金要方》提出五淋之名;《外台秘要》指明五淋为石、气、膏、劳、热淋。此篇之溺血,当归劳淋、血淋的范畴,故其治有"关元灸方"之施。鉴于关元乃任脉经之穴，故有任养肾元之功。"冲脉起于关元""冲脉为血海"，故有养血固冲之效。关元为任脉与足太阴脾、足阳明胃经交会穴，即《灵枢》名之曰"三结交"之穴，故又有健脾和胃、调补气血之勋。于是关元以其培补先后天之本，益元固本，调补冲任，引血归原之治而收卓功。

（19）《扁鹊心书·淋证》篇云："此由房事太过，肾气不足，致包络凝滞，不能通行水道则成淋也""若包络闭涩，则精结成砂子，从茎中出，痛不可忍""甚者灸关元"。

此乃《扁鹊心书》言"淋证"之证治。

大凡因房劳过度，肾之气化失司，致包络闭涩，则精结成砂子，从茎中出，痛不可忍，故有"灸关元"之治。此篇所述之淋证，属砂石淋范畴。然其当属肾虚气化失司，而成砂石者，或因肾虚而致之劳淋、膏淋者，皆可行关元之灸，以其益肾元、司气化之功而愈病。淋浊之证，古人多用寒凉分清通利之品，然初起则可，久而虚寒，又当从温补一法，故有"关元灸方"之施。

（20）《扁鹊心书·阴茎出脓》篇云："此由酒色过度，真气虚耗，故血化为脓，令人渐渐羸瘦，六脉沉细""腹中微痛，大便滑，小便长""灸关元二百壮，则病根去矣"。并云："忌房事，犯之复作。"

此乃《扁鹊心书》言"阴茎出脓"的证治。

胡珏注云："遗滑淋浊，无不由酒色之过，至于血出，可谓剧矣。又至化血为脓，则肾虚寒而精腐败，非温补不可。更须谨戒，若仍不慎，必致泄气而死。"实考此证，当属肾虚精关不固"滑精"之候。故窦氏有灸关元之施。鉴于"冲脉起于关元"，关元又为"三结交"之穴，故有益肾元、调冲任、健脾胃之治。取关元益元固本，调补气血，暖肾固精之功而愈病。盖因命门火衰，故脾阳式微，清浊不分，故有大便滑之候，肾虚气化失司，故小便长。其治仍在益元荣肾，健脾益气，渗湿化浊，固精止遗，即行"保扶阳气""消尽阴翳"之大法。

（21）《扁鹊心书·肠痔》篇云："此由酒肉饮食太过，致经脉解而不收，故肠裂而为痔""外取鼠腐蛀虫十枚，研烂摊纸上贴之，少刻痛止。若老人患此，须灸关元二百壮，不然肾气虚，毒气下注，则难用药也"。

此乃《扁鹊心书》言"肠痔"的证治。

痔，是直肠末端黏膜下和肛管皮下的静脉丛发生扩大曲张所形成的柔软静脉团，故中医又称其为"隐疮"。此类病人素体禀赋不足，加之饮食不节，阻碍气机，致气血纵横，筋脉交错，结滞不散而成。故窦氏有"灸关元"之施。盖因以关元益元固本，调和冲任，通脉导滞之功而愈病。

鼠腐妇虫，《神农本草经》称"鼠妇"；《诗经》名"伊威"；《尔雅》名"鼠负"；《太平圣惠方》称"湿生虫"；《中药志》称"潮湿虫"。其基原为鼠妇科动物平甲虫干燥的全体，具活血、利水、解毒、止痛之功。适用于久疟疟母之证，如《金匮要略》鳖甲煎丸中有之。尚可用于经闭、癥瘕、小便不通、痔疮、惊风撮口、口齿疼痛、鹅口诸候。今用治"肠痔"，乃取其活血、解毒、止痛之功。

此灸关元，敷鼠妇之法，尚可用于肛裂者。

（22）《扁鹊心书·咳嗽》篇云："咳嗽多清涕者，肺感风寒也，华盖散主之。若外感风寒，内伤生冷，令人胸膈作痞，咳而呕吐""咳嗽烦躁者，属肾""大凡咳嗽者，忌服凉药，犯之必变他证，忌房事，恐变虚劳。久咳而额上汗出，或四肢有时微冷，间发热困倦者，乃劳咳也。急灸关元三百壮，服金液丹、保命丹、姜附汤，须早治之，迟则难救"。

此乃《扁鹊心书》言"肺感风寒""劳咳"的证治。

胡珏注云："治咳嗽之法，若如先生因证制宜，焉有痨瘵不治之患，无知医者辄以芩知桑杏为要药，致肺气冰伏，脾肾虚败，乃至用补又不过以四君、六味和平之剂、和平之药与之，所谓养杀而已。"关元灸方，乃为劳咳证之治方，盖因关元为"三结交"之穴，有培补先后天之本之功，以其益元固本，补气壮阳，润肺止咳之效而愈咳嗽。保命丹不宜用，可佐服姜附汤。

（23）《扁鹊心书·失血》篇云："凡色欲过度，或食冷物太过，损伤脾肺之气，故令人咯血""服阿胶散而愈，若老年多于酒色，损伤脾气则令人吐血，损伤肾气则令人泻血，不早治多死""伤肺气则血从鼻出，名曰肺衄，乃上焦热气上攻也""凡肺衄不过数杯，如出至升斗者，乃脑漏也""由真气虚而血妄行，急针关元三寸，留二十呼立止，再灸关元二百壮"。

此乃《扁鹊心书》言因脾肾气虚而致"咯血""泻血"及"肺衄"

"脑漏"的证治。

胡珏注云:"失血之证,世人所畏,而医人亦多缩手,其畏者为殒命之速,而成痨瘵之易,缩手者,恐不识其原,而脱体之难。不知能究其原,察其因,更观其色,辨其脉,或起于形体之劳,或成于情志之过,由于外感者易治,出于内伤者难痊。络脉与经隧有异,经隧重而络脉轻,肝脾与肺肾不同,肺肾难而肝脾易。苟不讹其治法,虽重难亦可挽回,惟在辨别其阴阳,权衡其虚实,温清补泻,各得其宜。不可畏其炎焰,专尚寒凉,逐渐消伐其生气,而致不可解者比比矣。"鉴于关元乃任脉经之腧穴,又为"三结交"之穴,故具培补先后天之本,益脾肾,安和五脏六腑之功,且冲脉为血海,其脉又起于关元,又有安血之功,故为治失血必用之穴。

(24)《扁鹊心书·肾劳》篇云:"夫人以脾为母,以肾为根,若房事酒色太过则成肾劳,令人面黑耳焦,筋骨无力。灸关元三百壮。"

此乃《扁鹊心书》言"肾劳"的证治。

肾劳,五劳之一。此证由色欲过度,或矜持志节所致。虚寒则遗精白浊,多梦纷纭,甚至面垢耳焦,腰脊痛如折。故窦氏有灸关元之施,以其益肾固本、调冲任、养肝肾、健脾胃之功而愈病,并谓"迟则不治"。

(25)《扁鹊心书·梦泄》篇云:"凡人梦交而不泄者,心肾气实也;梦而即泄者,心肾气虚也。此病生于心肾,非药可治""若肾气虚脱,寒精自出者,灸关元六百壮而愈。若人一见女子精即泄者,乃心肾大虚也,服大丹五两,甚者灸巨阙五十壮"。

此乃《扁鹊心书》言"梦泄"的证治。

此乃肾气虚衰之候,故窦氏有关元灸方之施,乃取其益元固本,益气固泄,回阳固脱之功而愈病。

大丹,虽云"补肾气""治虚劳",然其主药是朱砂,其主要成分是硫化汞,过服宜损害肝肾功能,故不易服用。可佐服"窦氏复脉汤"或"菟丝子丸"或"补宫丸"。

(26)《扁鹊心书·骨缩病》篇云:"此由肾气虚惫,肾主骨,肾水既涸则诸骨皆枯,渐至短缩,治迟则死。须加灸艾。"

此乃《扁鹊心书》言"骨缩病"的证治。

大凡人年老，逐渐矬矮，其犹骨缩之病，故名"骨缩病"。其治从窦氏验案可知："一人身长五尺，因伤酒色，渐觉肌肉消瘦，予令灸关元三百壮。"《素问·宣明五气》篇云："肾主骨。"《素问·六节藏象论》云："肾者，封藏之本，精之处也""其充在骨"。若人肾气虚惫，肾之封藏功能失司，骨髓失充，故见诸骨皆枯而发"骨缩病"，故有关元之灸，以益肾固本，健脾益气，强骨益髓之功而愈病。故窦材有"非寻常草木药所能治也"之论。

（27）《扁鹊心书·手颤病》篇云："四肢为诸阳之本，阳气盛则四肢实，实则四体轻便。若手足颤摇不能持物者，乃真虚损也。"又云："若灸关元三百壮则病根永去矣。"

此乃《扁鹊心书》言"手颤病"的证治。

肢颤，非惟指手颤，意谓肢体振颤、动摇不定的一种症状。《素问·阴阳脉解》篇云："四肢者，诸阳之本也。"《素问·太阴阳明论》云："四肢皆禀气于胃，而不得至经，必因于脾，乃得禀也。"故"手足颤摇不能持物者"当责之于脾胃生化气血之功受损也。盖因关元乃任脉与足太阴脾、足阳明胃经之交会穴，故有培补脾胃之功，以益气血生化之源。《素问·脉要精微论》云："骨者髓之府，不能久立，行则振掉，骨将惫矣。"此乃肾虚骨髓失充而发振掉。《素问·至真要大论》云："诸风掉眩，皆属于肝。"此肝肾亏虚，阴虚风动而发振掉。故其治当滋养肝肾而育阴息风。冲脉为血海，且起于关元，关元又为"三结交"之穴，故关元又具养肝肾，健脾胃，补气血，益筋骨，濡肢节，育阴息风之功。施以灸法，则卫气通达，气血以行，而无肢体振颤之虞。故窦材云："若灸关元三百壮则病根永去矣。"

（28）《扁鹊心书·卷下·老人口干气喘》篇云："老人脾虚则气逆冲上逼肺，令人动作便喘，切不可用削气苦寒之药，重伤其脾，致成单腹胀之证""甚者灸关元穴"。

此乃《扁鹊心书》言"老人口干气喘"的证治。

盖因肾脉贯肺系舌本，主运行津液，上输于肺，若肾气一虚，则不上荣，致阳不布津，故口常干燥，若不早治，死无日矣。当灸关元五百壮。对此，胡珽注云："口干气喘，系根元虚而津液竭，庸医不思补救，犹用降削苦寒之品。不惭自己识力不真，而妄扫温补之非宜。及至暴脱，更卸过于前药之误。此辈重台下品，本不足论，但惜见者闻者，尚不知其谬妄，仍奉之如神明，重蹈覆辙者，不一而足，岂不哀哉。"《素问·玉机真脏论》云："五脏者皆禀气于胃，胃者五脏之本也。脏气者，不能自致于手太阴，必因于胃气，乃至于手太阴也。"老年之人，肾虚命门火衰，必致脾阳不振，化源不足，即脾胃之运化功能不足，造成肺气不充，肺之宣发肃降功能失司而作喘，加之冲脉隶属于阳明胃经，脾胃虚弱，胃气上逆，夹冲气上逆，故喘尤重。因关元乃"三结交"之穴，冲脉又起于关元，故灸关元有健脾胃、调冲任、益肾元之功，而以益元固本，健脾益气，和胃降逆，益肺平喘之效而愈病。

八、天柱灸方

1. 功效主治

《扁鹊心书·周身各穴》篇云："天柱，在一椎下两旁齐肩。"

天柱，位夹项后发际，大筋外廉陷中，即哑门穴旁开1.3寸处。天柱，乃足太阳膀胱经过项通入头颠之经穴，具通达足太阳经血气之功，故而又具清头目，通窍窍，强筋骨，疏风通络之效，可用以治疗头痛、项强、鼻渊、泣涕出、厥逆、癫痫、眩晕、足不任身、颈项肩背痛诸候。《铜人》谓"灸七壮，止百壮。"《灵枢·寒热病》篇云："暴挛痫眩，足不任身，取天柱。"挛，拘挛也；痫，癫痫也；眩，眩晕也。合三证而"足不任身"，故取天柱，以其清利头目，制挛定眩，除痫定搐之效而愈之。《灵枢·五乱》篇云："乱于头则为厥逆，头重眩仆。"脉气乱于头，头之街不畅，则阴阳气不相顺接而发厥逆，头重眩晕，重则病厥昏仆而不知人。盖天柱乃足太阳经通天之穴，具激发足太阳脉气之功而取效。《灵枢·癫狂》篇云："脉癫疾者，暴仆，四肢之脉皆胀而纵。脉满，尽刺之出血；不满，灸之夹项太阳。""癫疾者"，即"痫证"。"四肢之脉""不满"，意谓脉弱，或弦细也。"夹项太阳"，即夹项太阳经左右之天柱穴。故灸天柱以续阴阳气之顺接也。《灵枢·口问》篇云："心者，五脏六腑之主也；目者，宗脉之所聚也，上液之道也；口鼻者，气之门户也。故悲哀愁忧则心动，心动则五脏六腑皆摇，摇则宗脉感，宗脉感则液道开，液道开故泣涕出焉。液者，所以灌精濡空窍者也，故上液之道开则泣，泣不止则液竭，液竭则精不灌，精不灌则目无所见矣，故命曰夺精。补天柱经夹颈。"此言人之所以泣涕而有治之之法也，盖因五脏之液，内濡百脉，膀胱之液，外濡空窍，故液道开而泣涕不止则液竭，濡空窍之精不能灌于目，而目不明，故《内经》称此疾为"夺精"。

2. 临床应用

《扁鹊心书·周身各穴》记有"天柱"在一椎下两旁齐肩，说明该穴在灸法中有着很重要的应用价值。然全书中未言及其具体应用的条文，临床中可根据其功效主治而应用之。《扁鹊心书》所注"在一椎下两旁齐肩"一句不妥。"一椎"，当为第一颈椎。督脉经之哑门穴在第一、二颈椎间，而天柱穴位于哑门穴旁开 1.3 寸处，即当斜方肌外缘凹陷中。

九、五脏之俞灸方

1. 功效主治

《灵枢·背腧》篇云："黄帝问于岐伯曰：愿闻五脏之腧出于背者。岐伯曰：背中大俞在杼骨之端，肺俞在三焦之旁，心俞在五焦之旁，膈俞在七焦之旁，肝俞在九焦之旁，脾俞在十一焦之旁，肾俞在十四焦之旁，皆夹脊相去三寸所，则欲得而验之，按其处，应在中而痛解，乃其俞也。灸之则可，刺之则不可。气盛则泻之，虚则补之。以火补者，毋吹其火，须自灭也。以火泻者，疾吹其火，传其艾，须其火灭也。"马莳注云："此言五脏之俞，可灸不可刺，而有补泻之法也。"五脏之俞，皆在于背部，足太阳经部，"大俞"即大杼穴，故谓大俞在杼骨之端。"焦"同椎，在脊背骨节之交，督脉之所循也。上述经文中先言"背中大俞，在杼骨之端"，意谓大杼在第一椎两旁间，膈俞在第七椎两旁间，意谓五脏之气，皆从内膈而出，且督脉与膀胱经脉均通于两肾，膀胱属水脏，督脉总督一身之阳，阴阳水火之气交，故肾元乃水火之宅，灸之则可，能启发脏阴之气，此即扶阳气而消阴翳之谓也。"不可刺"意谓刺之则五脏之真元损也。

《甲乙经》《铜人》均谓五脏之俞可针，且谓心俞不可灸，然均未言及其理，故《内经》之论当遵之。

《扁鹊心书·周身各穴》篇云："心俞，在五椎下夹脊各相去一寸五分。"心俞乃足太阳膀胱经腧穴，位于第五胸椎棘突下，神道旁开1.5寸处，内应心脏，为心气在背部输注之处。《灵枢·卫气》篇云，"手少阴之本，在锐骨之端，标在背腧也"，即本为神门，标在心俞也。本者，经气始发之地，为经气之所出，有激发经气运行之功。标者，为经气所归之处，而有汇聚转注经气之功。故此穴为心脏之经气输注之处，具通达心脉，调理心血，安神定志之功，为治疗心经疾病的重要穴位，故名心俞。

《扁鹊心书·周身各穴》篇云："肺俞，在三椎旁夹脊相去一寸五分。"肺俞，足太阳膀胱经之腧穴，位第三胸椎棘突下，身柱旁开1.5寸。其内应肺脏，乃肺气输注于背部之处，乃治疗肺经病之要穴，故名肺俞。其有调肺气，止咳喘，和营卫，实腠理之功，故为治疗肺经疾病之要穴。《内经》谓肺俞"可灸不可刺"。

《扁鹊心书·周身各穴》篇云："肝俞，在九椎旁夹脊相去一寸五分。"肝俞，足太阳膀胱经之腧穴，位于第九胸椎棘突下，筋缩旁开1.5寸处。《灵枢·卫气》篇云，"足厥阴之本，在行间上五寸所，标在背腧也"，即足厥阴经本穴为中封，标穴为背之肝俞穴，故肝俞内应肝脏，为肝经之气输注之处，乃治疗肝病之要穴，故名肝俞，具通达肝气，输注肝阴，平肝息风，养血消瘀之功，为治疗肝经疾病之要穴。《内经》认为此穴"可灸不可刺"。《甲乙经》《铜人》谓："灸三壮。"

《扁鹊心书·周身各穴》篇云："脾俞，在十一椎旁夹脊相去一寸五分。"脾俞足太阳膀胱经之腧穴，位居第十一胸椎棘突下旁开1.5寸处。《灵枢·卫气》篇云，"足太阴之本，在中封前上四寸之中，标在背腧与舌本也"，即本穴是三阴交，标穴为脾俞与舌本廉泉。故脾俞内应脾脏，为脾之经气输注于脊背之处，为治疗脾经病之要穴，故名。以其补脾阳、助运化、益营卫、化湿浊之功，为治脾经病之常用穴。《内经》谓该穴"可灸不可刺"，《铜人》《甲乙经》谓可灸三壮。

《扁鹊心书·周身各穴》篇云："肾俞，在十四椎下两旁夹脊相去一寸五分。"肾俞，足太阳膀胱经之腧穴，位于第二腰椎棘突下，命门旁1.5寸处。《灵枢·卫气》篇云，"足少阴之本，在内踝下上三寸中，标在背腧与舌下两脉也"，即本穴为交信，标穴为肾俞与廉泉。肾俞内应肾脏，为肾气输注之处，以其益肾元、调冲任、益督脉、强筋骨之功，为治疗肾经病之要穴，故名。《内经》谓肾俞"可灸不可刺"。《甲乙经》谓灸三壮，《铜人》谓灸以随年壮。

2. 临床应用

（1）《扁鹊心书·窦材灸法》云："久嗽不止，灸肺俞二穴各五十壮即止。若伤寒后或中年久嗽不止，恐成虚劳，当灸关元三百壮。"

此乃《窦材灸法》言"久嗽"的证治。

嗽之日久不愈者，名久嗽，又名久咳，多因外邪留恋，脏腑内伤，或气虚久嗽，肺气虚损为甚之候，而成虚劳咳嗽，故有"肺俞灸方"之施。关元乃任脉与足太阴、阳明之交会穴，《灵枢》名"三结交"，且冲脉隶属于阳明，冲脉起于关元，冲脉又名"血海"，故关元具益元固本，益气润肺，补益气血，化痰止嗽之功。"灸关元三百壮"名"关元灸方"，以成温阳益肾，健脾燥湿，宣发肺气，通达心肺之功，故二方合用，名"关元肺俞灸方"，则劳嗽、久咳之疾可除。

（2）"疬风因卧风湿地处，受其毒气，中于五脏，令人面目庞起如黑云，或遍身如锥刺，或两手顽麻，灸五脏俞穴。先灸肺俞，次心俞、脾俞，再灸肝俞、肾俞，各五十壮，周而复始，病愈为度。"

此乃《窦材灸法》言"疬风"之证治。实乃源自"黄帝正法"。

《素问·风论》云："疬者，有荣气热胕，其气不清，故使其鼻柱坏而色败，皮肤溃疡。"此病又名大风、癞风、大风恶疾、疬疡、大麻风、麻风、风癞、血风，由于体弱感受暴疬风毒，邪滞肌肤而发，或接触传染，内侵血脉而成。初起患处麻木不仁，次发红斑，继而肿溃无脓，久之可蔓延全身肌肤，出现眉落、目损、鼻崩、唇裂，以及足底穿溃等重证。治宜调补气血，健脾渗湿，益气养阴，佐以祛风化湿，活血通络。故窦材有"灸五脏俞"之施。先灸肺俞，意在调肺气、实腠理，以解肌肤之湿毒；次灸心俞通达心脉，调理心血，而疗肌肤发斑；灸脾俞健脾渗湿，而疗疬疡；再灸肝俞、肾俞，养肝肾，补精血，以疗眉落、目损、鼻崩、唇裂诸症。此即以安和五脏，培补先后天之本之用，名"五脏俞灸方"，或感病初期，或成疬疡，均可施之。

（3）《扁鹊心书·中风》篇云："此病皆因房事、六欲、七情所伤。真气虚，为风邪所乘，客于五脏之俞，则为中风偏枯等证。若中脾胃之俞，则右手足不用；中心肝之俞，则左手足不用。大抵能任用，但少力麻痹者为轻，能举而不能用者稍轻，全不能举动者最重。邪气入脏则废九窍，甚者卒中而死。入腑则坏四肢，或有可愈者。"

此乃《扁鹊心书》言"中风"之病因病机。

窦材谓其治宜"先灸关元五百壮，五日便安。次服保元丹一二斤，以壮元气，再服八仙丹、八风汤则终身不发。若不灸脐下，不服丹药，虽愈不过三五年，再作必死。然此证最忌汗、吐、下，损其元气必死。大凡风脉，浮而迟缓者生，急疾者重，一息八九至者死。"对窦氏之法，胡珏赞云："中风之证，古方书虽有中脏、中腑、中经脉之别，然其要不过闭证与脱证而已。闭证虽属实，而虚者不少，或可用开关通窍、行痰疏气之剂。关窍一开，痰气稍顺，急当审其形藏，察其气血，而调治之。更视其兼证之有无，虚实之孰胜，或补或泻。再佐以先生之法，庶几为效速，而无痿废难起之患矣。至若脱证，惟一于虚，重剂参附或可保全，然不若先生之丹艾为万全也。予见近时医家，脱证已具三四，而犹云有风有痰，虽用参附而必佐以秦艽、天麻、胆星、竹沥冰陷疏散，是诚不知缓急者也，乌足与论医道哉。"

"五脏之俞"：即肺俞、心俞、肝俞、脾俞、肾俞，乃五脏真气分别灌注、输布于背部足太阳经循行线上之腧穴，有安和五脏，输布气血津液之功，窦氏虽未明言灸"五脏之俞"，鉴于邪客五脏之俞，故当灸之。关元乃三结交之穴，具益元固本、补气血、调冲任、健脾胃之功，故灸之，今名"脏俞关元灸方"，俾阴阳之气顺接，则血之与气无并起于上之弊。

"保元丹"：又名壮阳丹、金液丹。对此方之验及用，窦氏有云："余幼得王氏《博济方》云：此丹治百种欲死大病，窃尝笑之，恐无是理。比得扁鹊方，以此冠首，乃敢遵用，试之于人，屡有奇效，始信圣人立法非不神也，乃不信者自误耳。此方古今盛行，莫有疑议，及孙真人著《千金方》，乃言硫黄许多利害，后人畏之，遂不敢用，亦是后人该堕夭折，故弃大药而求诸草木，何能起大病哉。余观今人之病皆以温平药，养死而不知悔，余以此丹起数十年大病于顷刻，何有发疽之说，孙真人之过也。"

又云："此丹治二十种阴疽，三十种风疾，一切虚劳，水肿，脾泄，注下，休息痢，消渴，肺胀，大小便闭，吐衄，尿血，霍乱，吐泻，目中内障，尸厥，气厥，骨蒸潮热，阴证，阴毒，心腹疼痛，心下作痞，小腹两胁急痛，冒寒，水谷不化，日久膀胱疝气膨膈，女人子宫虚寒，久无子息，赤白带下，脐腹作痛，小儿急慢惊风，一切疑难大病，治之无不效验。"制丹之法："舶上硫黄十斤，用铜锅熬化，麻布滤净，倾入水中，再熬再倾，如此七次，研细，入阳城罐内，盖顶铁丝扎定，外以盐泥封固八分厚，阴干。先慢火煅红，次加烈火，煅一炷香。寒炉取出，埋地中三日，去火毒，再研如粉，煮蒸饼为丸，梧子大。每服五十丸或三十丸，小儿十五丸。气虚人宜常服之，益寿延年功力最大。"硫黄，为斜方晶系天然硫黄矿加工而成的提炼品，酸温，有小毒，多作外用之制剂。内服能温寒通便，补火助阳，大凡命门火衰，服桂、附不能补者，可服硫黄补之，以其乃纯阳之剂，与大黄一寒一热，并号"将军"。然其惟温热之品，中病即止，不可久服。

《苏沈良方》《扁鹊心书》《本草纲目》等医学著作中，炼丹都有用"阳城罐"的记载。"阳城"是夏商时的畿甸，阳城出生产硫黄的炼丹罐，被称为"阳城罐"，又名天地罐、川口、串口，是炼硫黄的原始工具。

"八风汤"：乃窦氏为"治中风半身不遂，言语謇塞，口眼歪斜"而设方。先灸脐下三百壮，后服此药永不再发。若不加灸，三年后仍发也。药有当归、防己、人参、秦艽、官桂、防风、石斛、芍药、黄芪、甘草、川芎、紫菀、石膏、白鲜皮、川乌、川羌活、川独活、黄芩、麻黄（去节）、干姜、远志，各等分，锉为末。每服五钱，水酒各半，煎八分，食前服。

"八仙丹"：《扁鹊心书》未录其药，疑为"八风丹"，乃窦氏为"治中风，半身不遂，手足顽麻，言语謇塞，口眼歪斜"之证而设方，并谓"服八风汤，再服此丹，永不再发"。方由大川乌（炮）、荆芥穗各四两，当归二两，麝香（另研）五钱组成。上为末，酒糊丸，梧子大，空心酒下，五十丸。窦氏尚云："中风者不可缺此。"

（4）《扁鹊心书·疠风》篇云："此证皆因暑月仰卧湿地，或房劳后，入水冒风而中其气。令人两目壅肿，云头斑起，或肉中如针刺，或麻痹不仁，肿则如痛疽，溃烂筋骨而死。若中肺俞、心俞，名曰肺癞，易治，若中脾、肝、肾俞，名曰脾肝肾癞，难治。世传医法，皆无效验。"

此乃《扁鹊心书》言"疠风"的病因病机及其预后。

其治，《扁鹊心书》介绍"黄帝正法"有五脏之俞之灸："先灸肺俞二穴，各五十壮，次灸心俞，次脾俞，次肝俞，次肾俞，如此周而复始，全愈为度。内服胡麻散、换骨丹各一料。然平人止灸亦愈，若烂见筋骨者难治。"盖风之中人，善行而数变，今风邪留于脉中，淹缠不去，而疠风成矣。其间有伤营、伤卫之别。伤营者，营气热胕，其气不清，故使鼻柱坏而色败，皮肤疡溃。伤卫者，风气与太阳俱入行于脉俞，散于分肉之间，与卫气相犯，其道不利，故使肌肉膹膜而有疡。此证感天地毒疠浊恶之气，或大醉房劳，或山岚瘴气而成，毒在气分则上体先见，毒在血分则下体先见，气血俱受则上下齐见。更须分五脏之毒，肺则皮生白屑，眉毛先落，肝则面发紫泡，肾则脚底先痛，或穿脾则遍身如癣，心则双目受损。此五脏之毒，病之重者也。又当知五死之证，皮死麻木不仁，肉死割刺不痛，血死溃烂目瘫，筋死指甲脱落，骨死鼻柱崩坏。此五脏之伤，病之至重者，难治。若至音哑目盲更无及矣。

"换骨散"：乃窦氏为"治癞风，面上黑肿，肌肉顽麻，手足疼痛，遍身生疮"而设方，并谓"先灸五脏俞穴，后服此药"。方由乌蛇（去头尾酒煮取肉）、白花蛇（同上制法）、石菖蒲、荆芥穗、蔓荆子、天麻（酒炒）、胡首乌（小黑豆拌、蒸、晒）、白杨树皮（炒）各二两，甘草（炒）、地骨皮（酒炒）、枳壳（麸炒）、杜仲（盐水炒）、当归（酒炒）、川芎（酒炒）、牛膝（盐水炒）各一两。共为末。每服二钱，酒下。

"胡麻散"：乃窦氏为"治疠风浑身顽麻，或如针刺遍身疼痛，手足瘫痪"设方。方由紫背浮萍（七月半采）一斤、黑芝麻（炒）四两、薄荷（苏州者佳）二两、牛蒡子（炒）、甘草（炒）各一两组成。共为末。每服三钱，茶酒任下，日三服。

十、腰俞灸方

1. 功效主治

《扁鹊心书·周身各穴》篇云："腰俞，在二十一椎下间。"

腰俞，乃督脉经之腧穴，穴居第二十一椎节下，即第四骶椎下，乃腰肾之精气所输注之处，故名腰俞。尝有脐俞、髓空、背解、腰户、腰柱、腰干、腰空、髓府、背鲜之别名。具益元荣督、强筋健骨、通经活络之功，故为治疗妇女月经不调、带下、腰脊强痛、痔疮、下肢痿痹之治穴。《甲乙经》谓灸七壮，《铜人》谓灸七壮至七七壮。

2. 临床应用

（1）《扁鹊心书·黄帝灸法》云："久患伛偻不伸，灸脐俞一百壮。"

此乃《扁鹊心书》传《黄帝灸法》，言"久患伛偻不伸"之证治。

《甲乙经》云："腰俞，一名背解，一名髓空，一名腰户""督脉气所发""腰以下至足清不仁，不可以坐起，尻不举，腰俞主之"。《针灸大全》谓其治"腰背强不能俯仰"。《神灸经论》谓灸腰俞可治"腰痛不可俯仰"之候。脐俞，又名腰俞、腰户，乃腰肾精气所输注之处，又为督脉气所发之部，故有益元荣督，强筋健骨，舒经通络，强健腰脊之功，故可愈"久患伛偻不伸"之候。

（2）《扁鹊心书·扁鹊灸法》云："腰俞二穴，在脊骨二十一椎下。治久患风腰痛，灸五十壮。"

此乃《扁鹊灸法》言"灸腰俞"之适应证。

腰痛，是指以腰部疼痛为主要症状的一类疾病。大凡经络之正经、奇经、别络等发生病变，均可发生腰痛，故《内经》有《刺腰痛》专篇。如《素问·刺腰痛》篇云："腰者，肾之府，转腰不能，肾将惫矣。"故肾虚，肾之外府失养，肾络痹阻是腰痛发病的主要病机。该篇尚有"太阳之脉""解脉"（足太阳的分支）、"同阴之脉"（足少阳经之别络）、"阴维之脉""冲络之脉"（带脉）、"会阴之脉"（足太阳之中经）、"直阳之脉"（足太阳经的一段经脉）、"飞扬之脉"（足太阳经之别络）、"昌阳之脉"（足少阴肾经之别称）、"散脉"（足太阴经之别络）、"肉里之脉"（少阳所生，阳维脉所发）诸脉，皆可因经络痹阻而发腰痛。《素问·奇病论》云：“胞络者，系于肾。”《灵枢·五音五味》篇云：“冲脉、任脉皆起于胸中，上循脊里，为经络之海。”《灵枢·经别》篇云：“足少阴证”“上至肾，当十四椎，出属带脉”。《素问·骨空论》云：“督脉者”“至少阴与巨阳中络者”“贯脊属肾”。督脉为阳脉之海，督脉分支，从脊柱出，属肾，又一支从小腹内部直上，贯脐中央，上贯心，交于任脉，而任脉为阴脉之海，故调补督任、益元填精而荣肾府，是腰痛扶本之治。腰俞乃督脉经之腧穴，为督任腰肾之精气所过之处，故名，且因其具益肾荣督、强筋健骨、通经活络之功，乃为治腰痛之要穴。不论正虚或邪实，皆可用之。施以灸法，名“腰俞灸方”，以温经通阳之功，内可俾血气畅行，外可发散风寒湿邪，乃寓攻于补之法也。故《扁鹊心书·扁鹊灸法》有“治久患风腰痛，灸五十壮”之记。

（3）《扁鹊心书·窦材灸法》“寒湿腰痛，灸腰俞穴五十壮。”

此乃《窦材灸法》言“寒湿腰痛”之治法。

《素问·脉要精微论》云：“腰者肾之府。”《素问·骨空论》云：“督脉者”“夹脊抵腰中”。《灵枢·经脉》篇云：“足少阴之正”“贯腰脊”。腰俞，又名髓空、腰柱、髓俞、髓府，乃督脉经之穴，为腰肾精气所过之处，具益元荣督，强筋健骨，舒筋通络之功，为腰痛之治穴，故窦材施以灸法，增其温经通络，散寒逐湿之功，其病可愈。

十一、涌泉灸方

1. 功效主治

《扁鹊心书·周身各穴》篇云：“涌泉，在足心陷中。”

《灵枢·本输》篇云：“肾出涌泉，涌泉者，足心也。”由此可知，该穴位于足底，居人体之最低位，属足少阴肾经之井穴，如水之源头，经气犹泉水之涌出于下，故名，又名地冲、厥心、地衢。《灵枢·顺气一日分为四时》篇云：“病在脏者，取之井。”故肾脏疾病可灸涌泉，今名“涌泉灸方”。《灵枢·根结》篇云：“少阴根于涌泉，结于廉泉。”脉气所出为根，名曰始也；所归为结，名曰终也。贯根通结乃临证之大法，故该篇尝有"不知根结，五脏六腑，折关败枢，开阖而走，阴阳大失，不可复取，九针之玄，要在始终，故能知终始，一言而毕，不知始终，针道咸绝"。此言指出了明根结的临床意义，即熟知经脉之根结，即知成病之由和治病之法。该穴以其补肾益元、纳气定喘、温阳健脾、养阴定搐、宽胸通痹之功，而为治头顶痛、眩晕、咽喉肿痛、咳喘、舌干、失音、小便不利、大便难、小儿惊风、足心热、癫疾、霍乱转筋诸证之治穴。《甲乙经》《铜人》均谓灸三壮。若涌泉伍廉泉，施以灸法，名"足少阴经根结灸方"，以贯根通结之功，乃为肾经病之治方。

2. 临床应用

（1）《扁鹊心书·黄帝灸法》云："久患脚气，灸涌泉穴五十壮。"《扁鹊心书·扁鹊灸法》云："涌泉二穴""治远年脚气肿痛或脚粗腿肿，沉重少力，可灸此穴五十壮"。《扁鹊心书·窦材灸法》云："脚气少力或顽麻疼痛，灸涌泉穴五十壮。"

此乃《黄帝灸法》《扁鹊灸法》《窦材灸法》言"脚气"的证治。

脚气，古名缓风、脚弱、壅疾，是指两脚软弱无力，脚胫肿满强直，或虽不肿满而缓弱麻木，甚则心胸筑筑悸动，进而危及生命为特征的一种疾病。多因外感湿邪风毒，或饮食肥甘厚味，积湿生热流注腿脚而成。治宜宣壅逐湿兼以祛风清热。治取涌泉，取其补肾益元，温阳化湿之效而愈病。

（2）《扁鹊心书·下注病》篇云："贫贱人久卧湿地，寒邪客于肾经，又兼下元虚损，寒湿下注，血脉凝滞，两腿粗肿，行步无力，渐至大如瓜瓠。方书皆以消湿利水治之，损人甚多，令灸涌泉、三里、承山各五十壮即愈。"

此乃《扁鹊心书》言"下注病"的证治。

此病又名下注疮、恶脉、脉痹。因邪客肾经，下元虚损，寒湿下注，血脉凝滞，故有涌泉之灸。《灵枢·根结》篇云："少阴根于涌泉，结于廉泉。"又云："太阴为开，厥阴为阖，少阴为枢""枢折则脉有所结而不通，取之少阴"。肾中元阳，为少阳相火之源，《难经》称元阳为"五脏六腑之本，十二经脉之根，呼吸之门，三焦之原"。相火君火同气相求，命门之火盛则心气足，血脉充。涌泉乃足少阴肾经之井穴、根穴，故有益肾元，祛寒湿，通血脉之功，故为"下注病"之主穴。《素问·玉机真脏论》云："五脏者皆禀气于胃，胃者五脏之本也。脏气者，不能自致于手太阴，必因于胃气，乃至于手太阴也。"足三里乃足阳明胃经之合土穴，又为该经之下合穴，具健脾胃，补中气，调气血，通经络之功，故可解寒湿下注，血脉凝滞之证。承山乃足太阳膀胱经之腧穴，具敷布阳气，舒筋通脉之功，为治腰腿痛及脚气病之要穴，故可解两腿粗肿，行步无力之候。三穴若灸，今名"涌泉三里承山灸方"，可疗下注病、脚气诸疾，尚可用于现代医学之血栓性静脉炎及湿疹诸疾。

（3）《扁鹊心书·脚气》篇云："下元虚损，又久立湿地，致寒湿之气，客于经脉，则双足肿痛，行步少力。又暑月冷水濯足，亦成干脚气，发则连足心、腿骺，肿痛如火烙，或发热、恶寒。治法灸涌泉穴，则永去病根""其不能行步者，灸关元五十壮。大忌凉药，泄伤肾气，变为中满，腹胀而死"。

此乃《扁鹊心书》言"脚气"的证治及禁忌事项。

久患脚气人，湿气上攻，连两胁、腰腹、肩臂拘挛疼痛，乃肾经湿盛也。服宣风丸五十粒，微下而愈。然审果有是证者可服，若虚人断不可轻用。对此胡珏解云："脚气壅疾，言邪气壅滞于下，有如痹证之闭而不行。但此证发则上冲心胸，呕吐、烦闷，甚为危险，即《内经》所谓厥逆是也。轻者，疏通经脉，解散寒湿，调其阴阳，和其血气，亦易于治愈。如苏梗、腹皮、木瓜、槟榔、苍术、独活等药，皆可用也。其甚者憎寒、壮热、气逆、呕吐、筋急入腹，闷乱欲绝，此邪冲入腹危险更甚，非重用温化不可，如茱萸、姜附等药，宜皆用之。至如剥削过度，脉微欲绝，变成虚寒，往往不起，不可谓壅疾而不利于补也。""下元虚损""寒湿之气，客于经脉"，而致"脚气"，法当益元通阳，驱除寒湿，活血通脉，故窦材有涌泉、关元之灸。以涌泉贯根通结，敷布阳气，通达营卫，畅行气血，驱逐寒湿之邪；关元温肾益元，健脾胃，行气血，司气化，无湿邪下注之虞。故二穴共灸，今名"涌泉关元灸方"，乃培补先后天之本，安和五脏之良方。

"宣风丸"乃窦材为治风湿脚气，走注上攻，两足拘急疼痛，或遍身作痛证而设方。方由黑丑（取头末）二两、青皮一两、胡椒二十一粒、全蝎二十四枚（去头足）组成，共为末，蜜丸梧子大。食前，白汤下五十丸或三十丸。

黑丑，即牵牛子，苦寒性降，逐水消肿，通泻之力甚强，长于透达三焦而走气分，使水湿之邪从二便排出，以清除三焦湿热壅滞。青皮苦辛而温，其气峻烈，沉降下行，功能疏肝理气，消积化滞。胡椒味辛性热，功能温中行气，散冷积，除寒饮。全蝎乃息风止痉、定搐制挛之要药。诸药合用，以成通利三焦，逐水消肿，理气导滞，解痉制挛之剂，故为肾经湿盛壅滞所致脚气之治方。

十二、承山灸方

1. 功效主治

《扁鹊心书·周身各穴》篇云："承山，在昆仑上一尺肉间陷中。"

承山穴居于腓肠肌腹下，伸小腿时，当肌腹下出现交角处，以其部可承受全身如山之重，当挺身用力时，穴处分肉特征尤为明显，故名承山，尝有鱼腹、肠山、伤山之别名，乃足太阳膀胱经之经穴，具敷布阳气，通达经脉之功，而有舒经通络，强筋健骨，调理肠腑，凉血疗痔之效，为治疗头项痛、癫疾、腰腿痛、鼻衄、痔疮、便秘、疝气、霍乱、转筋、脚气病之要穴。《铜人》谓灸一壮，《甲乙经》谓灸三壮，《窦太师针经》谓灸三七壮。

2. 临床应用

《扁鹊心书·扁鹊灸法》云："承山二穴""治脚气重，行步少力"。

此乃《扁鹊灸法》言"灸承山"而治脚气重之法。

盖因脚气一疾，为积湿生热，流注腿脚而成，故其治当清热利湿，承山乃足太阳经之经穴，具敷布阳气，通达经络之功，故有清热利湿之效，俾湿热之邪从下焦而解。

十三、三里灸方

1. 功效主治

《扁鹊心书·周身各穴》篇云："四穴，二在曲池下一寸，二在膝下三寸。"三里有手足之别，此穴系指足三里，穴位犊鼻下三寸，距胫骨前嵴一横指，当胫骨前上，屈膝取之。"里"作寸解，本穴位于外膝眼下三寸，故名足三里。《子午流注说难》云："三里穴名，手足阳明皆有，名同穴异，继起针灸家增一足字以别之。盖阳明行气于三阳，里者，宽广之义，古井田制，九百里为方里，盖胃水谷之海，大肠、小肠、三焦无处不到。六腑皆处之足三阳，上合于手，故《本输》篇皆称曰下陵三里。为高必因丘陵，大阜曰陵，高于丘也，陵冠一下字，盖足三里不如手阳明三里之高上，手三里不如足三里之敦阜，且足太阴脾合于膝内阴之陵泉，足少阳胆合于膝外阳之陵泉，皆高于足阳明骺骨外三里，故正其曰下陵三里。"足三里为足阳明胃经之合土穴及下合穴，又为人身四要穴之一，如《四总穴歌》有"肚腹三里求"之治，《通玄指要赋》有"冷痹肾败，取足阳明之土"之验。《灵枢·邪气脏腑病形》篇云："胃病者，腹膜胀，胃脘当心而痛，上支两胁，膈咽不通，食饮不下，取之三里也。"《灵枢·海论》云："胃者为水谷之海，其腧上在气街，下至三里。"《灵枢·四时气》篇云："著痹不去，久寒不已，卒取其三里。肠中不便，取三里，盛泻之，虚补之。"又云："腹中常鸣，气上冲胸，喘不能久立，邪在大肠，刺肓之原、巨虚上廉、三里。"《灵枢·九针十二原》云："阴有阳疾者，取之下陵三里。"《灵枢·五邪》篇云："邪在脾胃，则病肌肉痛；阳气有余，阴气不足，则热中善饥；阳气不足，阴气有余，则寒中肠鸣腹痛；阴阳俱有余，若俱不足，则有寒有热。皆调于三里。"故本穴有健脾胃，补中气，调气血，通经络之功，而适用胃痛、腹胀、疳积、消化不良、恶心、呕吐、肠鸣、泄泻、痢疾、便秘、喘证、乳痈、头晕、癫狂、痫证、中风偏瘫、脚气、水肿、膝胫酸痛诸证。《铜人》谓灸三壮，《明堂灸经》谓灸七壮止百壮。

2. 临床应用

《扁鹊心书·扁鹊灸法》云："三里二穴""治两目昏昏不能远视及腰膝沉重，行步乏力。"

此乃《扁鹊灸法》言"足三里"之证治。

"目昏昏不能远视"乃精血亏虚不能上荣于目之因；"腰膝沉重，行步乏力"乃精血不养筋健骨之由。足三里具健脾胃、益气血、强筋骨、通经络、培补后天之本之功，上补精血而濡目，下和营卫而强筋骨以愈病。

十四、中府灸方

1. 功效主治

《扁鹊心书·周身各穴》篇云："中府，在乳上三肋骨间。"

中府，穴居胸前壁之外上部，第一肋间隙外侧，距任脉正中线6寸处。中者，中间，府者，处所。手太阴之脉起于中焦，穴当中焦脾胃之气汇聚肺经注处，故名中府。《灵枢·卫气》篇云："手太阴之本在寸口之中，标在腋内动也。"马莳注：本，即太渊穴，标，即中府穴。本者，犹树之根干；标者，犹树之梢杪，出于络外之经路。大凡手足诸经，在上为标，在下为本。本虚则厥，盛则热；标虚则眩，标盛则热而痛。故中府有激发手太阴经脉气，调节脏腑功能之用。《难经》云，"阳病行阴，故令募在阴"，盖因腹为阴，故募穴皆在腹部。《甲乙经》云："中府，肺之募也，一名膺中俞。"故中府为肺之募穴，又为手足太阴经交会穴，因其为中焦脾胃之气汇聚之处，故有益气宣肺，止咳定喘，健脾和胃，解痉止痛之功，而为治疗咳喘病之要穴，又适用于现代医学之支气管炎、肺炎、肺气肿、肺心病、冠心病、胸膜肥厚粘连等病。《甲乙经》《铜人》均谓"灸五壮"。

2. 临床应用

（1）《扁鹊心书·窦材灸法》云："肺寒胸膈胀，时吐酸，逆气上攻，食已作饱，困倦无力，口中如含冰雪，此名冷劳，又名膏肓病。乃冷物伤肺，反服凉药，损其肺气，灸中府二穴各二百壮。"

此乃《窦材灸法》言"冷劳"的证治。

"冷劳"属肺经虚损之候，故其治当益气温肺，故有中府之灸。盖因中府乃肺经之募穴，又为手足太阴经交会穴，乃中焦脾胃之气汇聚之处，故以其培补后天之本，益气养血之功而愈病。

冷劳，又名膏肓病。《备急千金要方》云："膏肓俞无所不治。"《明堂灸经》谓灸膏肓俞"无不取效"。盖因膏肓俞具益气补虚、扶正祛邪、调和气血、健脾和胃之功，而为强身健体之要穴，故亦适用冷劳之证，名"膏肓俞灸方"。

（2）《扁鹊心书·着脑病》篇云："此证方书多不载，人莫能辨，或先富后贫，先贵后贱，及暴忧暴怒，皆伤人五脏。多思则伤脾，多忧则伤肺，多怒则伤肝，多欲则伤心，至于忧时加食则伤胃。方书虽载内因，不立方法，后人遇此皆如虚证治之，损人性命。其证若伤肝脾则泄泻不止，伤胃则昏不省人事，伤肾则成痨瘵，伤肝则失血筋挛，伤肺则咯血吐痰，伤心则颠冒""若脾虚灸中府穴各二百壮，肾虚灸关元穴三百壮，二经若实，自然不死"。

此乃《扁鹊心书》言"脑着病"的证治。

盖因此证皆由七情所伤，五志之过而发病，审其所因而调治之，庶无失误。曾与师兄论起此病，师兄王树春先生谓此乃"失衡症"也，即心态失常之谓，故有灸中府之治。

（3）《扁鹊心书·膏肓病》篇云："人因七情六欲，形寒饮冷，损伤肺气，令人咳嗽，胸膈不利，恶寒作热""若服冷药，则重伤肺气，令人胸膈痞闷，昏迷上奔，口中吐冷水，如含冷雪，四肢困倦，饮食渐减，此乃冷气入于肺中，侵于膏肓，亦名冷劳""灸中府三百壮可愈"。

此乃《扁鹊心书》言"膏肓病"的证治。

胡珏注云："形寒饮冷之伤，初起原不甚深重，医人不明此证，误与凉药，积渐冰坚，致成膏肓之疾。及至气奔吐冷，寒热无已，不思转手温补，仍与以滋阴退热等剂，以致不起，非是病杀，乃医杀也。"膏肓病，即虚劳咳嗽。取中府灸法，名"中府灸方"，乃以其健脾益气，宣肺止咳，宽胸利膈，温阳化饮之功而愈病，尚可予以"膏肓俞灸方"。

十五、食窦灸方

1. 功效主治

《扁鹊心书·周身各穴》篇云："食窦，即命关，在中府下六寸。"

食窦乃足太阴脾经之穴，居于任脉旁开6寸，即乳中线外2寸，第5肋间隙中。窦者，洞也。饮食入胃，胃之余气注入肠，谷之精入脾养肺，使食谷之精气贯胸膈以助肺气，故名食窦。《扁鹊心书》谓其"能接脾脏真气，治三十六种脾病"，而窦材以其具保命全真之要，而称之为"命关"。《铜人》《甲乙经》均谓"灸五壮"。

2. 临床应用

（1）《扁鹊心书·黄帝灸法》云："久患脾疟，灸命关五百壮。"

此乃《黄帝灸法》言"久患脾疟"的证治。

《素问·刺疟》篇云："脾疟者，令人寒，腹中痛，热则肠中鸣，鸣已汗出，刺足太阴。"盖因食窦乃足太阴经之穴，以其"能接脾脏真气"之功，具健脾胃，补气血，和营卫之力，而为脾疟之治穴。

（2）《扁鹊心书·黄帝灸法》云："黄黑疸，灸命关二百壮。"

此乃《黄帝灸法》言"黄黑疸"的灸法灸方。

《金匮要略·黄疸病脉证并治》篇云："酒疸下之，久久为黑疸，目青面黑，心中如啖蒜齑状，大便正黑，皮肤爪之不仁，其脉浮弱，虽黑微黄，故知之。""心中如啖蒜齑状"即心中懊侬之证。此乃酒疸误治而转成黑疸，即黄黑疸。太凡黄疸经久，均可转成黄黑疸。故食窦以其"能接脾脏真气"之功，而成健脾和胃、益气渗湿正治之法而愈病。

（3）《扁鹊心书·窦材灸法》云："水肿膨胀，小便不通，气喘不卧，此乃脾气大损也，急灸命关二百壮，以救脾气。"

此乃《窦材灸法》言"水肿膨胀，小便不通，气喘不卧"的证治。

盖因食窦乃补脾气之要穴，以其健脾和胃、益气渗湿之功，而温化痰饮水气，故上可疗痰饮犯肺之"气喘不卧"之症，下可疗"水肿""小便不通"之候。

该篇又云："脾泄注下，乃脾肾气损，二三日能损人性命，亦灸命关、关元各二百壮""休息痢下五色脓者，乃脾气损也，半月间则损人性命，亦灸命关、关元各三百壮"。

"脾泄注下""休息痢下五色脓者"乃脾肾阳虚之证，故以食窦补脾气，以益气渗湿。肾"开窍于二阴"，肾气虚则关门不利，而致泻利。关元以益肾培元之功，而固肠止泻下。二穴相须为用，施以灸法，则脾肾气损之候得解而愈病。

他如"黄疸眼目及遍身皆黄，小便赤色，乃冷物伤脾所致"，故有"灸左命关一百壮"之治。"番胃，食已即吐……脾气损也"，窦材有"灸命关三百壮"之治。"胁痛不止，乃饮食伤脾"，故窦材有"灸左命关一百壮"之施。"两胁连心痛，乃恚怒伤肝脾肾三经，灸左命关二百壮、关元三百壮。"盖食窦位任脉旁六寸胁肋间，故有健脾益气，养血柔肝之功，而无肝气郁结之弊，关元乃任脉与足太阴、足阳明交会穴，具益元固本，调补气血，养血益心之力，故二穴相须为用，则"两胁连心痛"之症得解。"暑月发燥热，乃冷物伤脾胃肾气所致"，窦材有"灸命关二百壮"之治。"脾病致黑色萎黄，饮食不进，灸命关五十壮。"此乃脾失健运之证，故有灸食窦之治。"老人大便不禁，乃脾肾气衰"，故窦材有"灸左命关、关元各二百壮"之治，亦乃培补脾肾之治。

（4）《扁鹊心书·汗后发噫》篇云："一人伤寒至八日，脉大而紧，发黄，生紫斑，噫气，足指冷至脚面，此太阴证也，最重难治。为灸命关五十壮、关元二百壮。"

此乃《扁鹊心书》言"灸命关""关元"之施，以治"太阴证"的一些证候。

"太阴证"乃脾之运化失司，寒邪内盛之证。灸命关以"接脾脏之真气"，灸关元益元固本，补气壮阳。故二穴相须为用，则扶得阳气，消尽阴翳，故病"太阴证"得解。窦材附一验案："一人病伤寒至六日，微发黄，一医与茵陈汤。次日，更深黄色，遍身如栀子，此太阴证误服凉药而致肝木侮脾。余为灸命关五十壮。"此"阴黄"之证，故服茵陈汤无效，且因"太阴证误服凉药而致肝木乘脾"，故言外之意必见腹痛腹泻之候，故窦氏有"灸命关"之施。意在培补后天之本，以健脾渗湿之功而愈病。

（5）《扁鹊心书·水肿》篇云："此证由脾胃素弱，为饮食冷物所伤，或因病服攻克凉药，损伤脾气，致不能通行水道，故流入四肢百骸，令人遍身浮肿，小便反涩，大便反泄，此病最重。世医皆用利水消肿之药，乃速其毙也。治法：先灸命关二百壮，服延寿丹、金液丹，或草神丹，甚者姜附汤，五七日病减，小便长，大便实或润，能饮食为效。惟吃白粥，一月后，吃饼面无妨，须常服金液丹、来复丹，永瘥。若曾服芫花、大戟通利之药，损其元气或元气已脱则不可治，虽灸亦无用矣。若灸后疮中出水或虽服丹药而小便不通，皆真元已脱，不可治也，脉弦大者易治，沉细者难瘥。"

此乃《扁鹊心书》言"水肿"的证治。

水肿是因感受外邪，或劳倦内伤，或饮食失调，致气化不利，津液输布失常，导致水液潴留，泛溢肌肤，引起以头面、眼睑、四肢、腹背甚至全身浮肿为临床特征的疾病。窦氏认为"此证由脾胃素弱，为饮食冷物所伤，或因病服攻克凉药，损伤脾气"所致。此即窦氏"先灸命关"之理也。

《素问·厥论》云："脾为胃行其津液者也。"《素问·玉机真脏论》云："脾脉者土也，孤脏以灌四旁者也。"意谓脾"为胃行其津液"，同时脾胃又通过经脉将津液"以灌四旁"。若脾之运化功能失职，则"行津液""灌四旁"失司，导致水液潴留，泛溢肌肤而成水肿。此即《素问·至真要大论》"诸湿肿满，皆属于脾"之谓也。《甲乙经》谓食窦乃足太阴脉气所发之穴，《扁鹊心书》云其"能接脾脏真气"，故有健脾渗湿之功，而愈水肿。盖因延寿丹、金液丹、草神丹均含硫黄、铅、汞、砷之成分，易伤肝肾，故弃之。"甚者姜附汤"，此乃温阳行水之剂也。详而论之，须服中药，可参阅拙文《论三焦辨证与水肿病的证治》（入选《柳少逸医论医话选》）。

（6）《扁鹊心书·膨胀》篇云："此病之源，与水肿同。皆因脾气虚衰而致，或因他病攻损胃气致难运化，而肿大如鼓也。病本易治，皆由方书多用利药，病人又喜于速效，以致轻者变重，重者变危，甚致害人。黄帝正法：先灸命关百壮，固住脾气，灸至五十壮，便觉小便长，气下降。再灸关元三百壮，以保肾气，五日内便安。服金液丹、草神丹，减后，只许吃白粥，或羊肉汁泡蒸饼食之。瘥后常服全真丹、来复丹。凡膨胀脉弦紧易治，沉细难瘥。"

此乃《扁鹊心书》言"膨胀"的证治及其预后。

胡珏注云："此病若带四肢肿者，温之于早尚可奏功，若单腹胀而更青筋浮露者难治。苟能看破一切，视世事如浮云，置此身于度外，方保无虞，次则慎起居，节饮食，远房帏，戒情性，重温急补，十中可救二三。先生之丹艾，用之得宜，其庶几乎。"

此病之治，诚如窦氏所论，"先灸命关"，乃固住脾气之谓，"再灸关元"，乃"保住肾气"之谓。此乃脾肾同治，先后天并补之谓也，故谓此乃"黄帝正治"之法，即《内经》之治疗大法也。"草神丹"不可服，然"金液丹""全真丹""来复丹"尚可用之。

"全真丹"：此丹补脾肾虚损，和胃，健下元，进饮食，行湿气。治心腹刺痛，胸满气逆，胁下痛，心腹胀痛，小便频数，四肢厥冷，时发潮热，吐逆泄泻，暑月食冷物不消，气逆痞闷，男女小儿面目浮肿，小便赤涩淋沥，一切虚寒之证。药由高良姜（炒）四两，干姜（炒）四两，吴茱萸（炒）三两，大附子（制）、陈皮、青皮各一两。上为末，醋糊丸梧子大。每服五十丸，小儿三十丸，米饮下，无病及壮实人不宜多服。

"来复丹"：此丹治饮食伤脾，心腹作痛，胸膈饱闷，四肢厥冷，又治伤寒阴证，女人血气刺痛，或攻心腹，或儿枕作痛及诸郁结之气。方由陈皮（去白）、青皮、大川附（制）、五灵脂各六两，消石、硫黄各三两。上为末，蒸饼丸梧子大。每服五十丸，白汤下。

(7)《扁鹊心书·暴注》篇云："暴注之病，由暑月食生冷太过，损其脾气，故暴注下泄，不早治，三五日泻脱元气。方书多作寻常治之，河间又以为火，用凉药，每害人性命。"

此乃《扁鹊心书》言"暴注"的证治。

"暴注"系指突然腹泻，如水之下注之状。《素问玄机原病式》云："暴注，卒暴注泄也。""暴注下泄"，即暴注下迫之候，下迫者，迫急后重。因食生冷太过，戕伐中阳，"损其脾气"，致脾之运化失司，继而导致传化失职而致"暴注下泄"，故其治当重在健脾。故窦氏有"灸命关"之施。

治法：当服金液丹、草神丹、霹雳汤、姜附汤皆可，若危笃者，灸命关二百壮可保，若灸迟则肠开洞泄而死。

"霹雳汤"：乃窦氏为治脾胃虚弱证而设方，大凡因伤生冷成泄泻，米谷不化，或胀或痛或痞，胸胁连心痛，两胁作胀。尚可治单腹膨胀，霍乱吐泻，中风半身不遂，脾疟黄疸，阴疽入蚀骨髓，痘疹黑陷，急慢惊风，气厥发昏，又能解利阴阳伤寒，诸般冷病寒气。方由川附（泡去皮脐）五两，桂心（去皮尽）二两，当归二两，甘草一两组成。共为细末。每服五钱，水一大盏，生姜七片，煎至六分和渣通口服，小儿止一钱。方中附子能峻补下焦之元阳，为肾阳式微之要药，火旺土健，故适用于因脾肾阳虚而致泄泻之候；肉桂气味纯阳，辛甘大热，直透肝肾血分，大补命门相火，益阳治阴；当归既能补血又可活血，故可主治一切血症；甘草入十二经，实乃脾胃之正药，能调和药性，同热药用之可缓其热，同寒药用之可缓其寒，能使补而不致于骤，泻而不致于速，故有"国老"之誉。甘草伍附子、肉桂，以甘温之性，培补脾肾，则伤阳致泄之候得除。古谓，暴注者乃骤然血气下注而大小便不能忍也。故甘草伍当归俾血气归其经，而无血气下迫之腹痛腹泻之症。甘草之用，实寓诸药遇甘则补，百毒遇土则化之深意。

（8）《扁鹊心书·休息痢》篇云："痢因暑月食冷，及湿热太过，损伤脾胃而致。若伤气则成白痢，服如圣饼、全真丹、金液丹亦可；若伤血则成赤痢，服阿胶丸、黄芩芍药汤。初起腹痛者，亦服如圣饼，下积血而愈，此其轻者也；若下五色鱼脑，延绵日久，饮食不进者，此休息痢也，最重，不早治，十日半月害人性命。治法：先灸命关二百壮，服草神丹、霹雳汤三日便愈，过服寒凉下药必死。"

此乃《扁鹊心书》言"休息痢"的证治。

对此，胡珏注云："痢至休息无已者，非处治之差，即调理之误，或饮食之过，所以止作频仍，延绵不已，然欲使其竟止亦颇费手。有肺气虚陷者，有肾阴不足者，有脾肾两亏者，有经脉内陷者，有肝木乘脾者，有腐秽不清者，有固涩太早者，有三焦失运者，有湿热伤脾者，有生阳不足者，有孤阴注下者，有暑毒未清者，有阴积肠蛊者，有风邪陷入者，一一体察，得其病情，审治得当，自能应手取效。"休息痢，乃痢之时发时止者。《素问·至真要大论》云："诸湿肿满，皆属于湿""诸呕吐酸，暴注下迫，皆属于热"。故窦氏谓此疾乃"湿热太过，损伤脾胃而致"痢疾，故有诸方药灸疗之治。若为"休息痢"，有"先灸命关"，温补脾肾，壮阳光以消阴翳。续服"草神丹""霹雳汤"，宜温补脾肾，回阳救逆，温阳固脱之治。"霹雳汤""全真丹"已进行了介绍，"草神丹""如圣饼"今多不用。

"阿胶丸"：乃为治冷热不调，下痢赤白证而设方，药由黄连、黄柏（盐水炒）、当归各一两，乌梅肉（炒）一两，芍药二两，阿胶（蛤粉炒）一两组成。为末，蒸饼丸梧子大，白汤下，五十丸。方中黄连味苦性燥，能泻心胃肝胆之实火，燥胃肠积滞之湿热，为清心除烦、消痞止痢之要药。黄柏苦寒沉降，长于清下焦之湿热，为治下痢常用之药。当归甘补辛散，苦泄温通，既能补血，又可活血，且兼行气止痛，为血病之要品。白芍苦酸微寒，酸能收敛，苦凉泄热，故具补血敛阴之功。阿胶甘平质黏，为血肉有情之品，既能入肝经以养血，又能入肾以滋水，水补而热自制，故为赤痢之用药。乌梅味酸涩，功于敛肝涩肠，和胃生津，而有止血、止泻之功。故诸药合用，乃窦氏"治冷热不调，下痢赤白"证之效方。

黄芩芍药汤乃为热利腹痛证而设方，实《伤寒论》之黄芩汤，方由黄芩、白芍、大枣、甘草组成。方中黄芩苦寒，清解阳明在里之热；芍药、甘寒，泄热敛阴和营，并于土中伐木而缓急止痛；大枣、甘草益气敛阴，顾护正气，故为治痢之要剂。

(9)《扁鹊心书·呕吐反胃》篇云："凡饮食失节，冷物伤脾，胃虽纳受，而脾不能运，故作吐，宜二圣散、草神丹，或金液丹。若伤之最重，再兼六欲七情有损者，则饮蓄于中焦，令人朝食暮吐，名曰番胃，乃脾气太虚，不能健运也，治迟则伤人。若用攻克，重伤元气立死。须灸左命关二百壮，服草神丹而愈，若服他药则不救。"

此乃《扁鹊心书》言"呕吐反胃"的证治。

对此，胡珽有云："呕吐一证，先当审其所因，轻者二陈、平胃、藿香正气一剂可定；虚者六君、理中亦易为力；惟重者，一时暴吐，厥逆汗出，稍失提防，躁脱而死，不可不知。至于番胃，虽属缓证，治颇棘手，惟在医者细心，病人谨摄，治以丹艾，庶可获痊，不然生者少矣。"二圣散由硫黄、水银组成，故不宜用，而胡珽所言之二陈汤、平胃散、藿香正气散、六君子汤、理中丸诸方，均可根据病情需要选用。惟灸命关之法必用，以其接脾脏之真气而宽胸利膈，健脾和胃，降逆止呕而愈病。

（10）《扁鹊心书·痞闷》篇云："凡饮食冷物太过，脾胃被伤，则心下作痞，此为易治，宜全真丹一服全好，大抵伤胃则胸满，伤脾则腹胀。腹胀者易治，宜草神丹、金液、全真、来复等皆可服，寒甚者姜附汤。此证庸医多用下药，致一时变生，腹大水肿，急灸命关二百壮，以保性命，迟则难救。"

此乃《扁鹊心书》言"痞闷"的证治。

胡珽注云："此证乃《内经》所谓阳蓄积病死之证，不可以误治也。若腹胀，所谓脏寒生满病是也，苟不重温，危亡立至。"方药全真丹、来复丹、姜附汤，可酌情选用，而草神丹、金液丹，今当慎用，然"命关灸方"乃不可易之之法也。以食窦"能接脾脏真气"之功，而益气健脾，消胀除满，此即《内经》"诸湿肿满，皆属于脾"之谓也。

他如，窦氏有治一小儿食生杏致伤脾，胀闷欲死之案，灸左命关二十壮即愈，又服全真丹五十丸以为愈后之施。

（11）《扁鹊心书·两胁连心痛》篇云："此证由忧思恼怒，饮食生冷，醉饱入房，损其脾气，又伤肝气，故两胁作痛。庸医再用寒药，重伤其脾，致变大病，成中满、番胃而死，或因恼怒伤肝，又加青陈皮、枳壳实等重削其肝，致令四肢羸瘦，不进饮食而死。治之正法，若重者，六脉微弱，羸瘦，少饮食，此脾气将脱，急灸左命关二百壮，固住脾气则不死，后服金液、全真、来复等丹及荜澄茄散随证用之，自愈。"

此乃《扁鹊心书》言"两胁连心痛"的证治。

盖因此证古法，在左为肝木为病，瘀血不消，恼怒所伤，在右为脾土为病，则为痰为饮，为食积气滞，此乃灸左命关即补脾气又疏肝木养肝阴之理。汤剂来复丹、全真丹尚可服之，金液丹可慎用之。若宗气有乖，虚里作楚，荣气失调，脾络作痛，此非积渐温养不愈。至若两胁连心，痛如刀刺，此三阴受殒，逆于膈肓之间，非重用温补不可。故有"急灸左命关二百壮"之治。

（12）《扁鹊心书·中风人气虚中满》篇云："此由脾肾虚惫不能运化，故心腹胀满，又气不足，故行动则胸高而喘。切不可服利气及通快药，令人气愈虚，传为脾病，不可救矣。宜金液丹、全真丹，一月方愈。重者，灸命关、关元二百壮。"

此乃《扁鹊心书》言"中风人气虚中满"的证治。

胡珽注云："肾虚则生气之原乏，脾虚则健运之力微，气虚中满之证作矣。又《内经》谓脏寒生满病，医人知此不行剥削，重剂温补，为变者少矣。"此乃脾肾双虚之证，故有窦材"命关关元灸方"之施。命关补脾之真气，关元补肾之元气，于是二穴相须为用，施以灸法，共成神功。

(13)《扁鹊心书·老人两胁痛》篇云："此由胃气虚积而不通，故胁下胀闷，切不可认为肝气，服削肝寒凉之药，以速其毙""灸左食窦穴，一灸便有下气而愈，再灸关元百壮更佳"。

此乃《扁鹊心书》言"老人两胁痛"的证治。

大凡老人与病后及体虚人两胁作痛，总宜以调理肝脾，更须察其兼证有无虚实。予以"命关关元灸方"，则先后天之气得补，脾肾之气得充，精血育肝，肝脾之络脉得濡，故无胁痛之虞。

(14)《扁鹊心书·脾疟》篇云："凡疟病由于暑月多吃冰水冷物，伤其脾胃，久而生痰，古今议论皆差，或指暑邪，或分六经，或云邪祟，皆谬说也。但只有脾胃之分，胃疟易治，脾疟难调。或初起一日一发，或间日一发，乃阳明证也。清脾饮、截疟丹皆可。若二三日一发，或午后发，绵延不止者，乃脾疟也。此证若作寻常治之，误人不少。正法当服全真、草神、四神等丹，若困重日久，肌肤渐瘦，饮食减少，此为最重，可灸左命关百壮，自愈。穷人艰于服药，只灸命关亦可愈。凡久疟止灸命关，下火便愈，实秘法也。"

此乃《扁鹊心书》言"脾疟"的证治。

疟均由感风邪而致，而且休作有时，对其病因、病理、病证及治疗，《素问》有《疟论》《刺疟》专篇。对脾疟之症状及治疗，《素问·刺疟》篇云："脾疟者，令人寒，腰中热，热则肠中鸣，鸣已汗出，刺足太阴。"此乃邪伤脾胃所致。故窦材宗"刺足太阴"法，而有"灸左命关百壮"之施。

在该篇中，窦材尚笔录一验案："一人病疟月余，发热未退，一医与白虎汤，热愈甚。余曰：公病脾气大虚，而服寒凉，恐伤脾胃。病人云：

不服凉药，热何时得退。余曰：《内经》云疟之始发，其寒也，烈火不能止，其热也，冰水不能遏。当是时，良工不能措其手，且扶元气，待其自衰。公元气大虚，服凉剂退火，吾恐热未去，而元气脱矣。因为之灸关元，才五七壮，胁中有气下降，三十壮全愈。"胡珏注云："久疟而用白虎，真所谓盲人说瞎话也。缪仲醇一代名医，论多出此，窃所未解。予观《广笔记》，疑其所学，全无巴鼻，至于《本草经疏》，设立许多禁忌，令后人疑信相半，不敢轻用，为患匪细。"胡氏重视窦材"扶阳气"之法，然不可忘记"存阴液"之治，凡事不可偏执，更不可诋毁他医也。

(15)《扁鹊心书·黄疸》篇云："暑月饮食冷物，损伤脾肾。脾主土，故见黄色，又脾气虚脱，浊气停于中焦，不得升降，故眼目遍身皆黄，六脉沉紧。宜服草神丹及金液、全真、来复之类，重者灸食窦穴百壮，大忌寒凉。"

此乃《扁鹊心书》言"黄疸"的证治。

胡珏注云："此证第一要审阴阳，阳黄必身色光明，脉来洪滑，善食发渴，此皆实证，清湿热、利小便可愈，若身热脉浮亦可发表。阴黄则身色晦暗，神思困倦，食少便溏，脉来无力，重用温补，则小便长而黄白退，若误作阳黄治之，为变非细。又一种胆黄证，因大惊卒恐，胆伤而汁泄于外，为病最重，惟觉之早，而重用温补者，尚可挽回。"

黄疸，乃一种以身黄、目黄、小便黄为主证的疾病。有阴黄、阳黄之分。本篇所述之黄疸，鉴于因"暑月饮食冷物，损伤脾肾"而发黄疸。脉弦为拘急紧为寒，而六脉弦紧，当属阴黄范畴。其治有"草神丹及金液、全真、来复之类"，然草神丹、金液丹当慎用之，而全真丹、来复丹乃补脾肾，和胃化湿之剂，可选用之。食窦乃补脾脏之要穴，以其"能接脾脏真气"之功，而行健脾渗湿，宣发肌肤寒湿之邪，而退黄疸。故窦材谓"重者灸食窦穴百壮"。

该篇尚附一验案，以资佐证："一人遍身皆黄，小便赤色而涩，灸食窦穴五十壮，服姜附汤、全真丹而愈。"

(16)《扁鹊心书·黑疸》篇云："由于脾肾二经，纵酒贪色则伤肾，寒饮则伤脾，故两目遍身皆黄黑色，小便赤少，时时肠鸣，四肢困倦，饮食减少，六脉弦紧，乃成肾劳。急灸命关三百壮""若服凉药必死"。

此乃《扁鹊心书》言"黑疸"的证治。

黄疸病，《金匮要略》有专篇，且从其不同的发病原因及证候，而又有谷疸、酒疸、女劳疸之分，并谓"酒疸下之，久久为黑疸"，即酒疸误治而伤及脾肾，故窦氏有命关之灸。

（17）《扁鹊心书·噎病》篇云："肺喜暖而恶寒。若寒气入肺或生冷所伤，又为庸医下凉药冰脱肺气，成膈噎病。觉喉中如物塞，汤水不能下，急灸命关二百壮，自然肺气下降而愈。"

此乃《扁鹊心书》言"噎病"的证治。

胡珏注云："噎病之多死者，皆由咽中堵塞，饮食不进，医人畏用热药，多用寒凉润取其滋补，焉能得生，用先生灸法甚妙。"噎病，又名膈噎病，或名噎膈病，系指吞咽之时哽噎不顺之候。膈为格拒，指食饮不下，或食入即吐。对此《素问·阴阳别论》云："三阳结谓之隔。""三阳"，即太阳、巨阳之异名，意谓邪气郁结于手足太阳经，则为上下不通之膈证。《素问·通评虚实论》云："膈塞闭绝，上下不通，则暴忧之病也。"其意谓因过忧可以伤肺。故《素问·阴阳应象大论》有"忧伤肺"之论。由此可知，脾肺气虚，气机不畅，致吞咽不畅发为噎膈。鉴于命关能接脾脏之真气，贯胸膈以助肺气，故名食窦，此即该穴可愈噎膈之由也。

（18）《扁鹊心书·脾劳》篇云："人因饮食失节，或吐泻、服凉药致脾气受伤，令人面黄肌瘦，四肢困倦，不思饮食，久则肌肉瘦尽，骨立而死。急灸命关二百壮""甚者必灸关元"。

此乃《扁鹊心书》言"脾劳"的证治。

胡珏注云："先天之原肾是也，后天之本脾是也。人能于此二脏，谨摄调养，不使有乖，自然脏腑和平，经脉运行，荣卫贯通，气血流畅，又何劳病之有？病至于劳则已极矣。非重温补何由得生。"此可谓肯綮之论。命关乃补脾益气之要穴，关元为益肾固本之必须，故《扁鹊心书》多处二穴同灸，今名"命关关元灸方"，乃先后天之本同补，脾肾二脏同治之良方。脾劳，五劳之一。此证由饥饱过度或思虑过度，或因吐泻，或因服用凉药，损伤脾气所致，又鉴于火旺则土健，故补脾尚须补肾，故窦氏于虚劳证有脾肾同治之用。

（19）《扁鹊心书·老人便滑》篇云："凡人年少，过食生冷硬物面食，致冷气积而不流，至晚年脾气一虚，则胁下如水声，有水气则大便随下而不禁""甚者灸命关穴。此病须早治，迟则多有损人者"。

此乃《扁鹊心书》言"老人便滑"的证治。

胡珏注云："老人大便失禁，温固灸法为妥，若连及小便而用草神丹，中有朱砂、琥珀，恐非其宜。"此论乃经验之谈，胡珏乃清代钱塘人，说明清代医家已认识到含有朱砂、雄黄等药物的"丹药"能造成肝肾毒害，故有此论。"便滑"，即滑泄，乃大便泄下不禁之候，多因中焦气弱，脾胃受寒而肠之传化物失司，发为滑泄。老年人脾肾俱虚，复因过食生冷，便发"便滑"。故其治有命关之灸，以健脾益气，固肠止泻。尚可佐灸关元、气海、中脘诸穴，此即"保扶阳气"之治也，则脾肾得健，胃肠得和，而无复发之虞。

十六、天突灸方

1. 功效主治

《扁鹊心书·周身各穴》篇云："天突，在喉结下四寸宛中。"

天突，穴居颈喉结下二寸中央宛宛中，仰头取之。天，天空；突，突出。穴当气管上端，喻气上通于天部，故名天突。本穴为任脉、阴维脉交会穴，位于气管上端，通咽连肺系，故有益肾宣肺，止咳定喘，清咽利膈之功，而为治哮喘、咳嗽、暴喑、瘿气、噎膈证之治穴。《甲乙经》谓灸三壮。

2. 临床应用

（1）《扁鹊心书·窦材灸法》云："急喉痹、颐粗、颔肿、水谷不下，此乃胃气虚风寒客肺也，灸天突穴五十壮。"

此乃《窦材灸法》言"急喉痹、颐粗、颔肿、水谷不下"的证治。

"喉痹"，是咽喉肿痛诸病的总称。痹者，闭塞不通之义，通常是指发病不危急，咽喉红肿疼痛较轻，并有轻度吞咽困难、声音低哑的病证。其病首见于《内经》。《素问·阴阳别论》云："一阴一阳结谓之喉痹。"《灵枢·经脉》篇云："肝足厥阴之脉""循喉咙之后。"《灵枢·经别》篇云：

"足少阳证""以上夹咽"。该篇尚云："手太阴之正""循喉咙"。故清代张隐庵《黄帝内经素问集注》注云："一阴一阳者，厥阴少阳也。厥阴风木主气，而得少阳之火化，风火气结，则金气受伤，是以喉痛而为痹也。痹者，痛也，闭也。"细而论之，致病之因有外感、内伤之分。前者以风热者多见，症见咽部干燥灼热、红肿热痛、吞咽不利；后者以阴虚者多见，症见喉关内红肿、吞咽疼痛，往往兼有喉舌干燥、手足心热等。《灵枢·经别》篇云："手太阴之正""循咽喉"此即咽为肺系之谓也。然急喉痹者，多因风热之邪侵犯肺卫，结于咽喉所致。若邪热内盛，蒸灼喉咙，则红肿疼痛增剧。故其治当清热利咽为要。此疾多属现代医学之急性咽炎者。

"颐"人体部位名，位口角后，腮之前。"颐粗"，又名"发颐""颐发"，多由疫毒犯颐而发，故其治当以清热解毒为要，多属现代医学之腮腺炎。

"颔"，人体部位名，位于颈的前上方，相当于颏部下方，喉结上方，"颔肿"，即颔发肿也，首见于《内经》。如《素问·至真要大论》云："岁太阳在泉，寒淫所胜""嗌痛颔肿"，意谓太阳在泉之年，寒气淫盛，可发咽喉痛、颔部肿之候。《素问·刺热》篇云："脾热病者""颊痛""两颔肿"，意谓脾脏发生热病，可见面颊痛、两颔疼痛之候。由此可知"颔肿"多为现代医学颔下腺炎所致肿痛。"寒气淫盛"者，当从寒疡论治，"脾热病者"，当从热肿论治。

因咽喉肿痛必水谷难下。因咽喉系肺系，故窦材谓致上述诸病之因为"风寒客肺也"。然风寒客肺，必久成蕴热之势。

天突，为任脉、阴维脉交会之穴，位于气管上端，通咽连肺系，故有荣任、益肾、宣肺之功。《灵枢·忧恚无言》篇取天突，用治"寒热客于厌""卒然无音者"；《甲乙经》谓"天突，一名玉户"，用治"喉痛暗不能言"；后世医学文献《针灸大成》有用治"咽喉闭塞，水粒不下"之证；《普济方》有治"喉肿痛，穴天突，灸五十壮"之记；《明堂灸经》谓天突可疗"喉中热疮不得下食"之候。综上所述，灸天突穴以治喉痹、颐肿、颔肿诸疾，非惟"胃气虚，风寒客于肺"者可施，或热，或寒，或虚，或实，均可以传转阳气，俾卫气以畅行，则经脉通达，五脏安和，而上述诸疾得解。

（2）《扁鹊心书·喉痹》篇谓喉痹"此病由肺肾气虚，风寒客之，令人颐颔粗肿，咽喉闭塞，汤药不下，死在须臾者，急灌黄药子散，吐出恶涎而愈。此病轻者治肺，服姜附汤，灸天突穴五十壮亦好"。

此乃《扁鹊心书》言"喉痹"的证治。

今临证有"天突灸方"之治，尚可增灸关元穴，亦服姜附汤。黄药子为薯蓣科多年生草质绕藤植物黄独的地下块茎，味苦，性平，具解毒软坚之用。窦氏用治缠喉风、颐颔肿及胸膈有痰，汤水不下者，用黄药子散吐之。其法，黄药子即斑根一两为细末，每服一钱，白汤下，吐出顽痰即愈。他如，窦氏尚治一患喉痹之人，症见痰气上攻，咽喉闭塞，灸天突穴五十壮，即可进粥，服姜附汤，一剂即愈，此治肺也。

考之窦氏治肺治肾之法，千古卓见。况咽喉之证，风火为患，十有二三，肺肾虚寒，十有八九。故而清代胡珏有"喉科不明此理，一味寒凉，即有外邪，亦致冰伏，若元本亏损，未有不闭闷致死者，故称窦材咽喉证治之法""第一开豁痰涎，痰涎既涌，自然痛快，然后审轻重以施治，姜附、灼艾，诚为治本之法，但人多畏之，而不肯用耳。然当危急时，亦不可避忌，强为救治，亦可得生也"。

（3）《扁鹊心书·咳嗽病》篇云："此证方书名为哮喘，因天寒饮冷，或过食盐物，伤其肺气，故喉常如风吼声，若作劳则气喘而满。须灸天突穴五十壮，重者灸中脘穴五十壮，服五膈散，或研蚯蚓二条，醋调服立愈。"

此乃《扁鹊心书》言"咳嗽病"的证治。

胡珏注云："哮证遇冷则作，逢劳则甚，审治得当，愈亦不难，然少有除根者，先生此法甚妙，请尝试之。"盖因天突通咽连肺，故有益肾润肺，止咳定喘制哮之功。中脘乃脏会，有健脾和胃，培补后天之本，补气血，和营卫，以安和五脏六腑，故咳喘病可用之。二穴相伍而施灸法，名"天突中脘灸方"，乃咳嗽、哮喘病常用之方。

五膈散，此乃窦材为"治伤寒，误服凉药，冰消肺气，胸膈膨胀，呕吐酸水，口中如含冰雪，体倦减食，或成冷劳，胸中冷痰"证而设方，并云"服此皆效"。方由人参、黄芪（炙）、麦冬、官桂、附子（炮）、干姜

（炒）、远志（去心）、台椒、北细辛、百部（去芦）、杏仁等分。共为末，水煎服四钱。方中人参味甘微苦，微温，不燥，性禀中和，善补脾肺之气，而成益气生津，润肺止咳之功。黄芪甘温，具生发之机，而补气生血，生津益肺，与人参相伍，名"参芪汤"，共为主药。麦冬甘寒质润，能养阴生津，润燥止咳，而为辅药。官桂即肉桂，辛甘大热，入肝肾二经，能补火助阳，引火归原。附子辛热燥烈，走而不守，通行十二经脉，峻补下焦之元阳，而逐在里之寒湿，又能外达皮毛而散在表之风寒。干姜辛热性燥，善除里寒以温脾胃之阳。三药共为佐药。干姜与附子相伍，窦材名"姜附丹"，或名"姜附汤"。二者同具祛寒回阳之治，然附子长于温肾阳，而干姜功于温脾阳。附子与黄芪同用，名"芪附汤"，与人参相伍，名"参附汤"，俱为益气温阳救逆之小剂。干姜、肉桂、人参相伍，名"回阳救急汤"，乃为治阳衰气虚证之效方。细辛辛温，入肺、肾二经，能外散风寒，内化寒饮。川椒辛温，入脾、胃、肾经，具散寒燥湿，温化寒饮之治。远志苦辛温，入心、肾、肺经，有祛痰止咳之功。百部甘润苦降，温而不燥，有润肺止咳之效。杏仁味甘平，入肺经气分，功专宣肺祛痰，润肺止咳。故五药共为佐使药，俾肺气得宣，脾气得健，肾气得充，则痰饮得化，咳喘得息。诸药合用，乃扶正达邪、标本兼治之伍，而成"保扶阳气""消尽阴翳"之功。"五膈"，病证名，此方当源自《备急千金要方》之"五膈丸"，乃为治忧膈、气膈、食膈、饮膈、劳膈证而设方。窦材"五膈散"为《备急千金要方》之"五膈丸"减甘草，加黄芪、百部、杏仁而成。由此可见，五膈散为寒咳久嗽、气喘冷哮常用之方。

蚯蚓即地龙，味咸体滑，具下行泄降、通络止喘之功，故窦材有"研蚯蚓二条，醋调服立愈"之验。现代药理研究表明，地龙含有脂肪、脂肪酸、胆碱、各种氨基酸及核酸分解产物等，有舒张支气管的作用，此乃地龙主治咳喘病的药理作用。

十七、地仓灸方

1. 功效主治

《扁鹊心书·周身各穴》篇云："地仓，一名胃维，夹口吻旁四分。"

地仓，穴居口角外侧，夹口旁四分。地是地格，因面分三庭，鼻上为上庭，鼻为中庭，鼻以下为下庭，合而为天、人、地三格局。仓者，仓廪也。五谷之精气上华于面，故名地仓。该穴为手足阳明经与阳跷脉之会，具补益气血，通经活络之功，故为治口眼歪斜、流涎、眼睑𥆧动、口角抽动、弄舌之要穴。《明堂灸经》谓，日可灸二七壮，重者七七壮。

2. 临床应用

（1）《扁鹊心书·窦材灸法》云："贼风入耳，口眼歪斜，随左右灸地仓五十壮，或二七壮。"

此乃《窦材灸法》言"贼风入耳，口眼歪斜"的证治。

《素问·上古天真论》云："上古圣人之教下也，皆谓之虚邪贼风，避之有时。""虚邪贼风"，王冰注云："邪乘虚入，是谓虚邪；窃害中和，谓贼风。"由此可知，以贼风邪气伤人而致病者，此其常也。而《灵枢·贼风》篇内论后世之病不必尽由于邪风。如卒中风，而兼"口眼歪斜"者，乃风阳内动，夹痰走窜经络，脉络不畅所致。《灵枢·经筋》篇云："足阳明之筋""上夹口合于頄，下结于鼻，上合于太阳，太阳为目上纲，阳明为目下纲，其支者，从颊结于耳前""卒口僻，急者目不合，热则筋纵，目不开，颊筋有寒，则急引颊移口，有热则筋弛纵缓不胜收，故僻"此乃邪气犯足阳明经筋，或为热，或为寒，而营卫失和、筋脉受损，而致口僻，即口眼歪斜之候。三月，又名辰月，为春之季月。因时邪为患，多发于春三月之时，故名之曰"季春痹"，又因盖病感邪之初，多先有耳前或下疼痛之感，继而出现口眼歪斜，故本条有贼风入耳之论。《灵枢·经筋》篇又云："足之阳明，手之太阳，筋急则口目为僻，眦急不能卒视。"盖因足阳明之筋，上夹口，为目下纲，手太阳之筋，结于颔，属目外眦，故二经之筋急，则病口僻。《素问·痿论》云："《论》言治痿者独取阳明何也？岐伯曰：阳明者，五脏六腑之海，主润宗筋""冲脉者，经脉之海也，主渗灌溪谷，与阳明合于宗筋，阳明总宗筋之会，会于气街，而阳明为之长。"同时，阳明经又为多气多血之经，故阳明经有补气血，和营卫，通经活络之功。地仓乃为手足阳明、阳跷之会，具益气血、和营卫、通经活络之功，为治痿之要穴。故灸地仓乃治"口僻"必用之穴。

（2）《扁鹊心书·口眼歪斜》篇云："此因贼风入舍于阳明之经，其脉夹口环唇，遇风气则经脉牵急，又风入手太阳经亦有此证。治法：当灸地仓穴二十壮，艾炷如小麦粒大。左歪灸左，右歪灸右，后服八风散，三五七散，一月全安。"

此乃《扁鹊心书》言"贼风入舍于阳明之经"，而致"口眼歪斜"的证治。

胡珏注云："此证非中风兼证之口眼歪斜，乃身无他苦而单现此者，是贼风之客也，然有筋脉之异，伤筋则痛，伤脉则无痛，稍有差别，故治法相同。"故窦材有地仓之灸，以其补益气血，疏风通络而收功。

"八风散"即"八风丹"，方由大川乌、荆芥穗各四两，当归二两，麝香五钱组成，共为末，酒糊丸，梧子大，空心服五十粒，乃为治"中风半身不遂、言语謇塞、口眼歪斜"证而设方。尤适用于"贼风入舍于阳明之经"之"口眼歪斜"者。方中川乌专搜除风寒湿邪，既可散在表之风邪，又能逐在里之寒湿，是为主药。荆芥辛温，芳香气清，质又轻扬，故可散肌表及头面之风邪，是为辅药。当归甘补辛散，具活血通络之功，麝香辛温芳香，通行十二经，芳香走窜而通络活络，与当归共为佐使药。诸药合用，驱除"四时八风"之邪，俾经络无牵急之弊，故为"口眼歪斜"之良方。

"三五七散"：乃窦氏为"治贼风入耳，口眼歪斜之证"而设方。方由人参、麻黄（去节）、川芎、官桂、当归，以上各一两，川乌、甘草各五钱组成。上为末，每服二钱，茶下，日三次。方中人参、甘草乃大补元气之用；当归、川芎为养血通脉之治；川乌、肉桂、麻黄为温经散寒之伍。故诸药合用，共成调补气血、温经散寒、活血通络之功，故可疗"贼风入耳"而致"口眼歪斜"之证，尤为现代医学颜面神经麻痹证的良方。

十八、前顶灸方

1. 功效主治

《扁鹊心书·周身各穴》篇云："前顶，入发际四寸五分。"

前顶，位居头部正中线上，百会前 1.5 寸处。此穴在颠顶百会之前，与后顶相对而言，故名前顶。前顶为督脉经气集聚于百会之前，与后顶相对处居之，内为元神之府居处，具益元荣督，濡髓养脑，调达神机，息风止痉，通络消肿之功，为治头顶痛、癫痫、解颅、眩晕、鼻渊、小儿急慢惊风之治穴。《甲乙经》谓灸五壮，《铜人》谓灸三壮，止七七壮。

2. 临床应用

（1）《扁鹊心书·黄帝灸法》云："鬼魇着人昏闷，灸前顶穴五十壮。"

此乃《黄帝灸法》言"鬼魇着人昏闷"的证治。

"鬼魇"即睡梦中胸部如被东西压住，不能动弹之候，乃脏腑功能不足，气血亏虚，脉运不畅，神不守舍所致。前顶乃督脉之气汇聚之处，有益元荣脑，开窍醒神之功，故可解鬼魇之候。施以灸法，名"前顶灸方"。

（2）《扁鹊心书·扁鹊灸法》云："前顶二穴""治颠顶痛，两眼失明"。

此乃《扁鹊灸法》言"前顶二穴"的证治。

盖因足太阳经、督脉二经之脉运行不畅，精血津液不能上达头颠及双目，而发生头痛、失明之候。前顶乃足太阳经、督脉经气汇聚之处，内为元神居住之处，故前顶有益肾荣督，填精养脑，养血濡目之功，俾元神之府得养，目窍得濡，故可解"颠顶痛""两眼失明"之候。

十九、目窗灸方

1. 功效主治

《扁鹊心书·周身各穴》篇云："目窗，当目上入发际一寸五分。"

目窗穴位于头临泣后一寸，当临泣与风池连线上，即当前发际上1.5寸，头正中线旁开2.25寸处。目者，眼睛；窗，窗户。穴居眼睛上方，为治目疾之要穴，故名，又名至营、至荣。该穴尝为足少阳经与阳维脉交会穴，具调达枢机，和解少阳，清利头目之功，故为治疗头痛、目眩、目赤痛、惊风、痫证、鼻渊之治穴。《甲乙经》《铜人》均谓灸五壮。

2. 临床应用

《扁鹊心书·扁鹊灸法》云："目明二穴""治太阳连脑痛，灸三十壮"。

此乃《扁鹊灸法》言"目明二穴"之证治。

"目明",即足少阳胆经之目窗穴,乃该经与阳维之交会穴,具调气机,解郁热,清头目之功,故可疗太阳穴连头脑痛之候。施以灸法,今名"目窗灸方",其作用机制详见《扁鹊灸法》中"目明灸法"部分。

二十、脑空灸方

1. 功效主治

《扁鹊心书·周身各穴》篇云:"脑空,在脑后入发际三寸五分。"

脑空,穴居风池直上与督脉经之脑户相平处取之。该穴具清脑通窍之功,且其穴位于后头部枕骨粗隆外侧空凹处,故名。该穴为足少阳胆经与阳维脉交会处,具调达枢机,和解少阳,清利头目,解诸阳寒热之功,故为治疗头痛、眩晕、颈项强痛、目痛、耳鸣、惊风、瘛疭、痫证之要穴。《铜人》谓灸三壮,《甲乙经》谓灸五壮。

2. 临床应用

(1)《扁鹊灸法·扁鹊灸法》云:"脑空二穴,在耳尖角上,排三指尽处。治偏头痛,眼欲失明,灸此穴七壮自愈。"

此乃《扁鹊灸法》言"脑空穴"的证治。

"偏头痛",又称偏头风,指头痛偏于一侧者。盖因头侧乃足少阳胆经循行之部位,因素有痰湿,加之邪风内袭,久则郁热为火,风火夹痰湿上犯清窍,络脉痹阻而发头痛。因"足少阳之脉起于目锐眦,上抵头角""是主骨所生病者""头痛""目锐眦痛",故"头痛""目锐眦痛"失治,可继发"眼欲失明"之候。若外有赤痛泪涩,必生外障;内有昏渺眩晕,必生内障。脑空足少阳胆经之腧穴,因其具清脑通窍之功,故名,又因其为足少阳胆经与阳维交会穴,具调达枢机,疏泄肝胆,清利头目之功,故用来治疗痰湿、风火之邪上犯头目而发偏头痛、眼欲失明之疾。

尝有肾精肝阴不足,不能上荣头目,亦可致该病,当佐以灸命关、肾俞、膏肓俞诸穴。

(2)《扁鹊心书·头痛》篇云:"风寒头痛则发热、恶寒、鼻塞、肢节痛,华盖、五膈、消风散皆可主。若患头风兼头晕者,刺风府穴。"又云:

"若风入太阳则偏头风，或左或右，痛连两目及齿，灸脑空穴二十一壮""再灸目窗二穴二十一壮，左痛灸左，右痛灸右"。

此乃《扁鹊心书》言"头痛"的证治。

胡珏注云："头风之病，证候多端，治得其法者殊少，致为终身痼疾。先生刺灸二法甚妙，无如医者不知，病者畏痛奈何。"盖因风府为督脉经之腧穴，又为督脉与阳维脉交会穴，具益元荣脑之功。《灵枢·海论》云："脑为髓之海，其腧上在于其盖，下在风府。"又云："髓海不足，脑转耳鸣，胫酸眩冒，目无所视，懈怠安卧。"此即风府治"头晕者"之理。髓海失荣，脑络痹阻，故头痛，从而有风府之用，又因脑空、目窗二穴乃足少阳经循行于头侧之穴，具调达枢机，和解少阳，清利头目，解痉止痛之功，故窦氏有"脑空目窗灸方"之治。

二十一、气穴灸方

1. 功效主治

气，气血之气，此乃肾经脉气所发之处；穴，室也。在关元穴之旁0.5寸，为肾气聚藏之处，故名气穴。《甲乙经》云："气穴，一名胞门，一名子户，在四满下一寸，冲脉与足少阴之会。"气穴具益肾培元，调补冲任，固带止崩，涩肠止泻之功，故为治疗阴部痛、阴挺、遗精、崩漏、带下病之要穴。尚另有一经外奇穴，亦名子户穴，位于关元穴旁开2寸，主治胎衣不下、子死腹中之候。

2. 临床应用

《扁鹊心书·带下》篇云："子宫虚寒，浊气凝结下焦，冲任脉不得相荣，故腥物时下，以补宫丸、胶艾汤治之。甚者灸胞门、子户穴各三十壮，不独病愈而且多子。"

此乃《扁鹊心书》言"带下"的证治。

胡珏注云："带下之证，十有九患，皆由根气虚而带脉不收引，然亦有脾虚陷下者，有湿浊不清者，有气虚不摄者，有阳虚不固者，先生单作子宫虚寒，诚为卓见。"带下量明显较多，色、质、气味异常，或伴有全身或局部症状者，称为带下病。最早见于《内经》，如《素问·骨空论》

云："任脉为病，女子带下瘕聚。"他如《金匮要略·妇人杂病脉证并治》篇云："妇人之病，因虚、积冷""此皆带下"。《校注妇人良方》云："病生于带脉，故名带下。"本篇"子宫虚寒，浊气凝结下焦，冲任脉不得相荣"之论，诚与《内经》《金匮要略》之论相侔，故其治在于温补脾肾，调补冲任，固涩止带。气穴乃冲脉与足少阴经脉交会穴，冲脉又为"五脏六腑之海""十二经之海""冲脉者，起于气街"。气街，即足阳明经脉气所发之处。由此可知，调脾胃就是养肝肾，就是调冲任，就是治带。故对气穴施以灸术，以其健脾胃，调冲任，固带脉之功而愈病。

"补宫丸"：治女人子宫久冷，经事不调致小腹连腰痛，面黄肌瘦，四肢无力，减食发热，夜多盗汗，下赤白带，久服且能多子。方由当归（酒炒）、熟地（姜汁炒）、肉苁蓉（酒洗去膜）、菟丝子（制法见前）、牛膝（酒洗）各二两，肉桂、沉香、荜茇（去蒂炒）、吴茱萸（去梗）、肉果各一两，真血竭、艾叶各五钱组成。方中当归气味辛甘，温香且润，既不虑其过散，复不虑其过缓，得其温中之润，阴中之阳，故能通心而血生，号为血中气药。其同补药则补，同泻药则泻，为血中之要药，能使气血邪气各归于所当归之地，故名当归。熟地黄甘温味厚而质柔润，既可滋阴养血，且可生精补髓壮骨，为补益肝肾之要药。肉苁蓉甘而微温，咸而质润，具温补而不燥，滋润而不腻的特点，故为补肾元，益精血，调冲任之良药。菟丝子甘辛微温，禀气中和，既可补阳，又可益阴，具有温而不燥，补而不滞的特点，为平补肝、脾、肾之良药。川牛膝功于活血通经，怀牛膝宜于养肝肾，故妇科病多用后者。上述诸药合用，共成养肝肾，调冲任，固带脉之功，具阴中求阳，阳中求阴之奥蕴。诚如景岳所云："善补阳者，必于阴中求阳，则阳得阴助而生化无穷；善补阴者，必于阳中求阴，则阴得阳升而泉源不竭。"肉桂、沉香、荜茇、吴茱萸、肉果、血竭皆温补脾肾，暖宫温经，活血通脉之味。诸药合用，以成补宫调经治带之良方。家父吉忱治不孕不育证因肝肾不足、冲任失调者，多予补宫丸合四物汤、二仙汤、五子衍宗丸，或汤剂，或丸药调之，名"补宫四二五方"。

二十二、太溪冲阳灸方

1. 功效主治

太溪，穴居足内踝后跟骨上，动脉陷者中。太者，大也；溪者，指山间流水也。本穴为足少阴之原穴，气血所流之处。足少阴经脉气出于涌泉，流经然谷，至此处聚而成太溪，故名。《灵枢·九针十二原》云："阴中之太阴，肾也，其原出于太溪。"明代张景岳《类经》注云："肝、脾、肾居膈下，皆为阴脏""肾在下而属水，故为阴中之太阴"。《素问·刺法论》云："肾者，作强之官，伎巧出焉，刺其肾之源。"意谓肾经的疾病均可取其原穴太溪。盖因太溪为足少阴肾经之输穴，又为肾经之原穴，可导肾间动气而敷布于全身，故该穴具壮元阳，补命火，利三焦，调冲任，理胞宫，养肝肾，强腰膝之功，又具滋肾阴，退虚热之力，大凡或阳虚，或阴虚之证皆可用之。故适用于热厥、咽喉肿痛、齿痛唇肿、耳聋、目花、咳血、气喘、消渴、失眠、多梦、遗精、阳痿、小便频数、腰脊痛、妇人月经不调、带下诸证。《甲乙经》《铜人》均谓灸三壮。

冲阳，穴在足跗上五寸，骨间动脉，上陷谷三寸。冲，通道也，足阳明乃多气多血之经，本穴位于足背高点，又属该经之原穴，乃阳气必有之要冲，又为跗阳脉所在之处，故名冲阳，又名会元、会屈、会骨、会涌、跗阳。《素问·刺法论》云："胃为仓廪之官，五味出焉，可刺胃之源。"其可促进受纳腐熟水谷之功，俾后天生化之源充足，从而有通补气血，调和营卫，疏通经络，润肠通便之功，故可用于口眼歪斜，头面浮肿，齿痛唇肿，腹胀，纳呆，便秘，泄泻，足痿无力，脚背红肿等候。《甲乙经》《铜人》均谓灸三壮。

2. 临床应用

《扁鹊心书》篇云："夫脾为五脏之母，肾为一身之根。故伤寒必诊太溪、冲阳，二脉者，即脾肾之根本也。此脉若存则人不死，故尚可灸。"

此乃《扁鹊心书》言"太溪、冲阳"的作用机理及临床应用的意义。

盖因肾为先天之本，脾胃为后天之本，资生资始，莫不由兹，故病虽甚，而二脉中有脉未散，扶之尚可延生。古代诊法，有遍诊法、三部诊法及寸口诊法之分。考之《内经》,《素问》有"人有三部,部有三候,以决死生,以处百病,以调虚实,而除邪疾"的记载;《灵枢》有十二经脉盛衰,都可在"寸口""人迎""少阴(太溪)"或"附阳(冲阳)"处诊之的论述。故二穴相伍,施以灸法,今名"太溪冲阳灸方",乃温阳救逆,大补气血之良方,适用于一切虚损之证。

二十三、天应灸方

1. 功效主治

天应穴,又名不定穴,即某些疾病的反应点。如《灵枢·经筋》篇对十二经筋的疾病,均"以痛为腧"为治。其所取之腧穴,即痛是也。他如瘰疬、疮疡,多于患处施灸。

2. 临床应用

(1)《灵枢·经筋》篇云:"足太阳之筋""其病小指支跟肿痛,腘挛,脊反折,项筋急,肩不举,腋支缺盆中纽痛"。

"足少阳之筋""其病小指次指支转筋,引膝外转筋,膝不可屈伸,腘筋急,前引髀,后引尻,即上乘䏚季胁痛,上引缺盆膺乳,颈维筋急"。

"足阳明之筋""其病足中指支胫转筋,脚跳坚,伏兔转筋,髀前肿,㿉疝,腹筋急,引缺盆及颊,卒口僻,急者目不合,热则筋纵,目不开。颊筋有寒,则急引颊移口;有热则筋弛纵缓不胜收,故僻"。

"足太阴之筋""其病足大指支内踝痛,转筋痛,膝内辅骨痛,阴股引髀而痛,阴器纽痛,下引脐,两胁痛引膺中,脊内痛"。

"足少阴之筋""其病足下转筋,及所过而结者皆痛"。

"足厥阴之筋""其病足大指支内踝之前痛,内辅痛,阴股痛转筋"。

"手太阳之筋""其病小指支肘内锐骨后廉痛,循臂阴入腋下,腋下痛,腋后廉痛,绕肩胛引颈而痛,应耳中鸣"。

"手少阳之筋""其病当所过者即支转筋"。

"手阳明之筋""其病当所过者支痛及转筋"。

"手太阴之筋""其病当所过者支转筋痛,甚成息贲"。

"手心主之筋""其病当所过者支转筋,前及胸痛息贲"。

"手少阴之筋""其病当所过者支转筋筋痛，治在燔针劫刺""以痛为腧"。

此乃《灵枢·经筋》篇言"经筋"病的证候及"治在燔针劫刺""以痛为腧"的证治。

今改"燔针"为"艾灸"，名"以痛为腧"灸法。

（2）《扁鹊心书·窦材灸法》云："瘰疬因忧郁伤肝，或食鼠涎之毒而成，于疮头上灸三七壮，以麻油润百花膏涂之，灸疮发过愈。"

此乃《窦材灸法》言"瘰疬"的证治。

瘰疬，俗称"鼠漏""鼠疮"，即现代医学之颈淋巴结核。中医认为多因性情不畅，肝气郁结，久而化火内燔，炼液为痰，痰火上升，结于颈项，遂成此病。诚如本条所述，"瘰疬因忧郁伤肝"而成。本病首见于《内经》。如《灵枢·寒热病》篇云："寒热瘰疬在于颈腋者""此皆鼠漏寒热之毒气也，留于脉而不去者也"。此段经文表述了"鼠漏"之所以发为寒热，乃毒气留于脉也。其治"于疮头上灸三七壮"。鉴于瘰疬乃传染性疾病，尝须配以药物治疗。

"行路忽上膝及腿如锥，乃风湿所袭，于痛处灸三十壮。"

此乃《窦材灸法》言"风湿所袭"而致膝痛之法。

《灵枢·经筋》篇谓"足太阳之筋""邪上结于膝""其病腘挛""足少阳之筋""上循胫外廉，结于膝外廉""其病""膝外转筋，膝不可屈伸""足阳明之筋""上结于膝外廉，直上结于髀枢""其病""胫转筋""足太阴之筋""上结于内踝，其直者，络于膝内辅骨""膝内辅骨痛""足少阴之筋""邪走内踝之下，结于踵，与太阳之筋合，而上结于内辅之下，并太阴之筋""及所过而结者皆痛及转筋，病在此者""足厥阴之筋""上循胫，上结内辅之下""其病""内辅痛"。由此可见，膝、腿之部，乃足六经经筋所行之处。《素问·生气通天论》云："风者，百病之始也。"《素问·风论》云："风者，善行而数变，腠理开则洒然寒。"《灵枢·岁露》篇云："寒则皮肤急而腠理闭。"《素问·痹论》云："痛者，寒气多也，有寒故痛也。"故风寒之邪袭于膝及腿部，可致足经气血凝滞，导致筋脉挛急，如锥刺之疼痛。诸经筋病之治，《灵枢·经筋》篇均谓"治在燔针劫刺""以痛为腧"。宗其法，窦材变"燔针"为灼灸法，而有"于痛处灸三十壮"，以成温经通脉、发散风寒，以成舒筋定挛、解痉止痛之效。

"顽癣浸淫或小儿秃疮，皆汗出入水，湿淫皮毛而致也，于生疮处隔三寸灸三壮，出黄水愈。"

此用《窦材灸法》言"顽癣浸淫及小儿秃疮"的证治。

顽癣，多因风、湿、热、虫四者为患。其治当据其因而施之。该病发无定处，皮肤发痒，与现代医学之神经性皮炎、慢性湿疹相伴。浸淫，即浸淫疮，首见于《内经》。《素问·气交变大论》云："岁火太过，甚则身热，肌肤浸淫。"《金匮要略·疮痈肠痈浸淫病脉证并治》篇云："浸淫疮，从口流向四肢者可治；从四肢流来入口者不可治。"此乃湿热火毒为患。小儿秃疮乃湿热之毒上攻头部所致。窦材谓上述三病，皆"湿淫皮毛而致"，故于患处施以灸法，以温通经脉、通达肌肤，俾湿毒之邪消尽而愈病。鉴于皮损面积较广，故有"隔三寸灸三壮"之施，即每隔三寸之处立穴施灸。

（3）《扁鹊心书·疽疮》篇云："有腰疽、背疽、脑疽、腿疽，虽因处以立名，而其根则同。方书多用苦寒败毒之药，多致剥削元气，变为阴疽，侵肌蚀骨，溃烂而亡。不知《内经》云：脾肾气虚，寒气客于经络，血气不通，着而成疾。若真气不甚虚，邪气不得内陷，则成痈。盖痈者，壅也。血气壅滞，故大而高起，属阳易治。若真气虚甚，则毒邪内攻，附贴筋骨，则成疽。盖疽者，阻也。邪气深而内烂，阻人筋骨，属阴难治。其始发也，必憎寒、壮热，急服救生汤五钱，再服全好。甚者，即于痛处灸三五壮。"

此乃《扁鹊心书》言"疽疮"的证治。

此灸法即《灵枢》"以痛为腧"之治。此即窦氏"医之治病用灸，如做饭需薪"之谓。诸疽者，皆因阳虚毒凝，气滞血瘀而成。故治之法，当温阳开腠，解凝托毒，活血通络。此即《外科全生集》之论："俾阳和一转，则阴分凝结之毒自能化解。"

若遇重证，窦材多以灸法与药物结合施治。如治脑疽施以救生汤案："一人病脑疽六日，危笃不进饮食，余曰：年高肾虚，邪气滞经也。令取救生汤，即刻减半，夜间再进一服全安。"大凡阴疽多因血虚寒凝，毒结而成阴寒之证。故窦氏有救生汤之施。此乃治一切痈疽发背、三十六种疔、二十种肿毒，为初起憎寒壮热而设方。大凡一服即热退身凉，重者减半，轻者全愈。女人乳痈、乳岩初起，辅以姜葱发汗立愈，又治手足痰块红肿疼痛，一服即消，久年阴寒冷漏病，一切疮毒，服之神效。

救生汤，方由芍药（酒炒）、当归（酒洗）、木香（忌火）、丁香各五钱，川附（炮）二两组成。上药共为细末，每服五钱，加生姜十片，水二盏煎半，和渣服。随病上下，食前后服。方中白芍药苦酸微寒，入肝、脾二经，有补血敛阴之功，此案病人乃肾虚脑疽，故以酒炒以去其寒性。当归甘补辛散，苦泄温通，既可补血，又能活血，且兼行气止痛，入心、肝、脾三经，心主血，肝藏血，脾统血，故能主治一切血证，为血病之要品，又因其辛香善走，又有血中气药之称，通经活血可酒炒，以增其走肌表之力。木香辛散苦降而温通，故有燥脾土以疏肝，香利三焦而破气滞之功。丁香辛温，有温暖脾胃，壮阳驱寒，以健脾胃之功。故二香共成理气导滞，化痰开结之功。制附子辛热燥烈，走而不守，通行十二经，功于峻补下焦元阳而逐在里之寒湿，又能外达皮毛而散肌表之寒邪。诸药合用，共成温补和阳，散寒达邪，养血通脉，理气导滞之功。方中归芍养血益阴，伍木香、丁香理气导滞，则补而不滞，通而不散，乃寓通于补之方。尤以辅之附子，以其温阳散寒之功而成养血通脉之勋，犹如"阳光普照，阴霾四散"以成"阳和"之功。其治阴疽与阳和汤有异曲同工之妙。

他如，窦氏尚治一"忽患遍身拘急，来日阴囊连茎肿大如斗，六脉沉紧"之病人。窦氏认为："此阴疽也，幸未取解毒凉药，若服之，则茎与睾丸必皆烂去而死。急令服救生汤五钱，又一服全安。"故而窦氏认为："凡一切痈疽发背，疔疮乳痈疖毒，无非寒邪滞经，只以救生汤服之，重者减半，轻者全安，百发百中。"

（4）《扁鹊心书·痹病》篇云："风寒湿三气合而为痹，走注疼痛，或臂腰足膝拘挛，两肘牵急，乃寒邪凑于分肉之间也，方书谓之白虎历节风。治法于痛处灸五十壮，自愈，汤药不效，惟此法最速。若轻者不必灸，用草乌末二两、白面二钱，醋调熬成稀糊，摊白布上，乘热贴患处，一宿而愈。"

此乃《扁鹊心书》言"痹病"之证治。

盖因痹者，气血凝闭而不行，留滞于五脏之外，合而为病。《内经》又谓"邪入于阴则痹"。故凡治痹，非温不可，方书皆作实治，然属虚者亦颇不少。"痛处灸五十壮"，此即《灵枢·经筋》篇"以痛为腧"之法。

草乌末与白面醋调外敷，此药物外治之法。今名"草乌醋糊敷方"。大凡寒邪偏胜，凝滞经络，气血运行受阻，而成痛痹。寒为阴邪，其性凝滞，以致气血运行不畅，疼痛剧烈，且痛有定处，寒性收引，故关节拘挛。方用大辛大热之草乌，意在温阳散寒止痛。《本草求真》谓"草乌悍烈，仅堪外治"，由此可知草乌在外治法中的地位。

（5）《扁鹊心书·瘰疬》篇云："此证由忧思恼怒而成，盖少阳之脉，循胁绕颈环耳，此即少阳肝胆之气郁结而成。亦有鼠涎堕食中，食之而生，是名鼠疬。治法俱当于疮头上灸十五壮，以生麻油调百花膏敷之，内服平肝顺气之剂，日久自消。切不可用斑蝥、石灰、砒霜之类。"

此乃《扁鹊心书》言"瘰疬"的证治。胡珏参论，谓此即"《内经》所谓陷脉为漏，留连肉腠。此风邪外伤经脉，留滞于肉腠之间，而为瘰疬，乃外感之轻者也。《灵枢》所谓肾脏受伤，水毒之气出于上，而为鼠漏。失治多至殒命，乃内伤之重者也"。此即经脉所过部位所生病也，故宗《灵枢》"以痛为腧"之法，而取天应灸法。

跋

从《汉书·艺文志·方伎略》中可知，"医经"有《黄帝内经》十八卷、《外经》三十七卷，《扁鹊内经》九卷、《外经》十二卷，《白氏内经》三十八卷、《外经》三十六卷，《旁经》二十五卷。后世称运用"医经"七家之术者为"医经学派"。实际包含了扁鹊医学流派、黄帝医学流派、白氏医学流派三家之术。其诊疗技术均为"用度针石汤火所施，调百药齐和之所宜"，即针灸、推拿、药熨等外治疗法。《扁鹊内外经》《白氏内外经》均已失传，据学者考证，《黄帝内经》是在《扁鹊内外经》的基础上发展而成，并托名黄帝，形成了原于扁鹊医学流派的黄帝医学流派之术。《汉书·艺文志·方伎略》有云："太古有岐伯、俞拊，中世有扁鹊、秦和，汉兴有仓公。"然岐伯、俞拊、秦和在《史记》《汉书》中均未立传，且除秦越人外均无著述。就扁鹊秦越人之"诊籍"而言，也只有被誉为"信史"的《史记·扁鹊仓公列传》中有多处记载，且扁鹊秦越人为史书立传第一人。司马迁有"扁鹊言医为方者宗""至今天下言脉者，由扁鹊者"之誉，故秦越人乃先秦集医学之大成者。

宋代窦材，祖上四世业医，其初习医，"尽博六子之书"，即张仲景以降六家之术。"后遇关中老医"，得医经学派之术，"反复参详，遂与《内经》合旨"。于是窦材"追随先师所历之法，与己四十余稔之所治验，集成医学正道"，而有《扁鹊心书》结集。遂成为传承医经学派之术之一代名医。诚如窦材所云："以此法，触类引申，效如影响。""故自号扁鹊"，自谓"第三扁鹊，大宋窦材是也"。细读其书，详究其法，诚信窦材之术，果具医经学派的学术特点，以"当明经络""须识扶阳"为灸法立论；以周身 26 要穴之功效，传"黄帝灸法""扁鹊灸法""窦材灸法"，广验于122 种疾病。其"灼灸"之术，取穴少而精，且方简力宏，具"独一穴"之施治的学术特色，又具简、便、验的临床应用特点。在《扁鹊心书》中，窦氏阐述了"人以脾为母，以肾为根""脾为五脏之母，肾为一身之根""脾肾为人一身之根蒂"之至理，故而形成了注重温补脾肾之阳，为其临证之大法，即培补先、后天之本的核心治疗观。《扁鹊心书·窦材灸法》篇中所述 50 多种病证中，竟有 30 余种属脾肾阳虚证。书中所载的 122 种疾病及 40 余则医案中，也有半数以上运用温补脾肾之法，足见窦氏尤重脾肾二脏，即对培补先、后天之本的重视。窦氏治病，强调以"灼灸第一"的临床治疗法术。

初读《扁鹊心书》"当明经络"论、"须识扶阳"论，余诚信之。当读其"大病宜灸"论及《扁鹊心书·神方》篇时，心存疑虑，当余按法验之，屡有奇效，则始信之。诚如窦材所感："始信圣人立法非不神也，乃不信者自误耳。"于是，以《黄帝内经》之法理，解读其"灸法""灸方"及部分"神方"，循以应用并拓展之，以期传承之，此乃余之心结也，于是有了这本《〈扁鹊心书〉灸法讲解》。因其具祛病健身及简便易学的特点，故可作基层医务人员及广大中医药爱好者实用之书。在《扁鹊心书》中，所用之腧穴仅 20 余个，且多与脾肾有关，其中多取关元以温肾阳，取命关以温脾阳，于是形成"关元灸方""命关灸方"及二穴同时运用的"命关关元灸方"的广泛应用。

宋代欧阳修尝云："君子之学，或施之事业，或见于文章。"医学乃济世活人之术，"上可以救君亲，下可以济斯民"，可谓"君子之学"。余是一名医生，治病救人之谓也；又是一位老师，教书育人之谓也。虽说"人之患在好为人师"，然"师者，所以传道授业解惑也""医之为道，所以续斯人之命，而与天地生生之德不可一朝泯也"。故余不揣浅陋，尽己所学，爱诸笔端，作传道计，庶以推广圣贤济众之意，亦余践行"保生民于仁寿之域"之谓也。

《扁鹊心书》之灸法，乃窦材一家之言，传承之，习用之，以扬其所长。然灸法只是中医治疗法术之一，切不可执一而盖全。虽谓"大病宜灸"，有"周身"26 穴之用，然窦材仍有《神方》卷 95 方之用。故中医临床当在辨证论治理论指导下定法选方。诚如清代熊应雄《小儿推拿广意》所云："贵临机之通变，毋执一之成模。"

2018 年季夏　柳少逸于三余书屋